Carola Otterstedt

Tiergestützte Intervention

Carola Otterstedt

Tiergestützte Intervention

Methoden und tiergerechter Einsatz in Therapie, Pädagogik und Förderung

88 Fragen & Antworten

Mit 59 Abbildungen

Schattauer

MIX
Papier | Fördert gute Waldnutzung
FSC® C014889
www.fsc.org

Bibliografische Information der Deutschen Nationalbibliothek
Die Deutsche Nationalbibliothek verzeichnet diese Publikation in der Deutschen Nationalbibliografie; detaillierte bibliografische Daten sind im Internet über http://dnb.d-nb.de abrufbar.

Besonderer Hinweis:
Die Medizin unterliegt einem fortwährenden Entwicklungsprozess, sodass alle Angaben, insbesondere zu diagnostischen und therapeutischen Verfahren, immer nur dem Wissensstand zum Zeitpunkt der Drucklegung des Buches entsprechen können. Hinsichtlich der angegebenen Empfehlungen zur Therapie und der Auswahl sowie Dosierung von Medikamenten wurde die größtmögliche Sorgfalt beachtet. Gleichwohl werden die Benutzer aufgefordert, die Beipackzettel und Fachinformationen der Hersteller zur Kontrolle heranzuziehen und im Zweifelsfall einen Spezialisten zu konsultieren. Fragliche Unstimmigkeiten sollten bitte im allgemeinen Interesse dem Verlag mitgeteilt werden. Der Benutzer selbst bleibt verantwortlich für jede diagnostische oder therapeutische Applikation, Medikation und Dosierung.

Schattauer
www.schattauer.de
J. G. Cotta'sche Buchhandlung Nachfolger GmbH
Rotebühlstraße 77, 70178 Stuttgart
Fragen zur Produktsicherheit: produktsicherheit@klett-cotta.de

Projektleitung: Dr. med. vet. Sandra Schmidt
Umschlagabbildung: Ina Celmer, www.inacelmer.de
Satz: Fotosatz Buck, Zweikirchener Straße 7, 84036 Kumhausen/Hachelstuhl
Gedruckt und gebunden von Friedrich Pustet GmbH & Co. KG, Regensburg
ISBN 978-3-608-43194-0

3. Nachdruck, 2025

Auch als E-Book erhältlich

Es sind die Persönlichkeit, Erfahrung und
Professionalität des TGI-Anbieters,
die die Klienten tiergestützt fordern & fördern.

Sein Tier bleibt Tier,
wirkt durch sein Sein
und bringt sich dort mit seiner Persönlichkeit ein,
wo es tiergerecht angebracht ist.

Carola Otterstedt

Dr. Carola Otterstedt
Stiftung Bündnis Mensch & Tier
Am Jürgens Holz 24
28355 Bremen
www.buendnis-mensch-und-tier.de

Vorwort

Liebe Leser[1],

ich möchte Sie ganz herzlich einladen, sich gemeinsam mit mir für eine gute Mensch-Tier-Beziehung[2] im Rahmen der Tiergestützten Intervention zu engagieren. Zu Recht werden Sie mich jetzt vielleicht fragen: Was heißt denn in diesem Zusammenhang *gut*?

Seit Beginn der 90er Jahre des letzten Jahrhunderts habe ich das große Glück, die Entwicklung der Tiergestützten Arbeit im deutschsprachigen Raum in der Praxis, als Autorin und Referentin miterleben zu dürfen. Es macht Freude zu sehen, wie rasch sich Praxis- aber auch Weiterbildungsangebote entwickelt haben. Viele TGI-Anbieter arbeiten mit einer überzeugenden Professionalität und Qualität. Manche Anbieter sind aber auch überraschend unsicher und fehlinformiert bezüglich Tierhaltung, Grundlagen und Methoden der Tiergestützten Intervention. So zeigen einige Angebote deutliche Mängel in Bezug auf tiergerechte Bedürfnisse im Rahmen der Tiergestützten Intervention.

Mit diesem Buch möchte ich all jene Leser ansprechen, die sich über die Grundlagen der Tiergestützten Intervention (TGI), der artgemäßen Tierhaltung und des tiergerechten Einsatzes im Rahmen der Tiergestützten Intervention informieren möchten.

88 sachbezogene Fragen & Antworten bieten in diesem Buch eine schnelle Orientierung für Menschen, die sich für Tiergestützte Arbeit interessieren: u.a. Klienten von therapeutischen Einrich-

---

1 Um der besseren Lesbarkeit willen, werden die personenhinweisenden Bezeichnungen in diesem Buch so verwendet, dass sie beide Geschlechter einbeziehen.

2 Im Rahmen der Tiergestützten Intervention werden v.a. heimische Heim- und Nutztiere eingesetzt, die artgemäß gehalten werden können.

tungen, von pädagogischen und sozialen Projekten, Besucher von Begegnungshöfen, praktische Tierärzte, Mitarbeiter von Veterinärämtern und sozialen Einrichtungen, Fachleute in pädagogischen, therapeutischen und sozialen Berufsfeldern, Wissenschaftler, aber auch Vertreter der Medien.

Mit Hilfe dieses Buches erhalten Sie eine erste Hilfe an die Hand, die Qualität eines TGI-Angebotes einzuschätzen. Die sachbezogenen Fragen und Antworten bieten darüber hinaus eine Grundlage, Inhalte von Weiterbildungsangeboten zu reflektieren und ihren Teilnehmern eine zuverlässige fachliche Orientierung an die Hand zu geben.

Dieses Buch kann auf Grund seines bewusst gering gehaltenen Umfangs nicht alle Details erörtern, verweist jedoch immer auf Quellen und weiterführende Literatur. Für ein vertieftes Studium wird am Ende des Buches eine Vielzahl von fachlich interessanten Publikationen empfohlen.

Die sachlichen Antworten auf die 88 Fragen haben nicht den Anspruch auf eine abschließende Erörterung, vielmehr laden sie ein, in Fachkreisen weiter diskutiert zu werden. Es geht mir bewusst nicht um eine Beurteilung von bisherigen Inhalten und Angeboten im Bereich der TGI, vielmehr um einen Impuls zugunsten von zukunftsorientierten, gangbaren und qualitätsvollen Wegen für die Weiterentwicklung der Tiergestützten Intervention: einem Tätigkeits- und Wirkungsbereich, mit dem hohe Erwartungen verbunden sind.

Viele TGI-Anbieter und -Weiterbildungsinstitute arbeiten bereits heute qualitativ auf einem hohen Niveau und sehr professionell. Ich möchte mich bei jenen Kollegen bedanken, die meiner Einladung nachgekommen sind und mit ihren Zitaten die Ausführungen in diesem Buch auf eine ganz persönliche Weise illustriert haben. Sie geben Zeugnis für die Vielfalt des Engagements seit den 90er Jahren im deutschsprachigen Sprachraum und sind Aufruf an

junge Kollegen, sich ebenfalls für die Qualität der TGI im Rahmen von Tagungen und Verbandsarbeit, aber auch als Referenten zu engagieren.
Mein besonderer Dank gilt auch jenen Kollegen, die mir beim Lesen des Manuskripts wertvolle Tipps gegeben haben: u.a. Cornelia Drees, Dr. Ilona Gunsser, Dr. Claudia Laurien-Kehnen, Dr. Viktoria Roloff, Brigitte Schneider, Barbara Schaerer und Daan Vermeulen.

Wenn wir das Wohl der Tiere im Blick haben,
so auch deshalb, weil das Tier, nur zum Wohl
des Menschen wirken kann,
wenn es seiner Art gemäß gehalten
und seinen Bedürfnissen gerecht eingesetzt wird.

Tiere besitzen Würde. Vor dem Hintergrund dieser Erkenntnis kann die Qualität der TGI sich nur an dem Wohl der Tiere, der artgemäßen Tierhaltung und dem tiergerechten Einsatz von Tieren orientieren. Ich möchte dieses Buch daher auch all jenen Tieren widmen, die im Rahmen der Tiergestützten Intervention arbeiten. Ohne sie könnten wir keine tiergestützte Begleitung anbieten. Die Tiere sind uns wertvolle Arbeitskollegen und so sehe ich die Inhalte dieses Buches auch als dringend benötigte Arbeitsschutzmaßnahmen für Tiere in der Tiergestützten Intervention, zu deren Umsetzung wir uns Werte schätzend und erhaltend verpflichten.

Bremen 2016 **Carola Otterstedt**

Inhalt

1 Von Anfang an

Die Entwicklung der Tiergestützten Intervention im deutschsprachigen Raum

1. Seit wann gibt es tiergestützte Einsätze im deutschsprachigen Raum?

- Organisierte tiergestützte Einsätze in Deutschland sind bereits in den 70er Jahren entstanden. Mit dem zunehmenden Bewusstsein, behinderte Menschen stärker fördern zu wollen, hat sich das Therapeutische Reiten aus einem anfänglichen ehrenamtlichen Engagement von Elterngruppen und Reitvereinen inzwischen zu einem qualitativ guten Angebot auf der Grundlage geeigneter therapeutischer und pädagogischer Fachmethoden entwickelt.
- In derselben Zeit wurden auf den sogenannten *Aktivspielplätzen* deutscher Großstädte neben Bauhütten und Turngeräten auch Tiere in das Spielangebot integriert. Einige dieser Aktivspielplätze entwickelten sich so zu Kinder- und Jugendfarmen.
- Seit Beginn der 90er Jahre werden in Deutschland Heim- und Nutztiere verstärkt auch in sozialen Projekten u. a. auf Kinder- und Jugendfarmen und im Rahmen der Tiergestützten Intervention (Therapie, Pädagogik, Förderung) eingesetzt.

2. Wie unterscheidet sich die Begegnungsqualität zwischen traditionellen Streichelgehegen, Schulbauernhöfen und den Angeboten der Begegnungshöfe und der TGI?

- In unbegleiteten Angeboten der Mensch-Tier-Begegnung (z. B. Streichelgehege im Zoo und auf Ferienbauernhöfen, einige Jugendfarmen) sind Tiere primär *Streichel- und Erfahrungsobjekt.* Arttypische und individuelle Bedürfnisse des Tieres werden ungenügend respektiert.

- Auf Schulbauernhöfen werden Tiere insbesondere im Rahmen des Produktionsablaufes von Nahrungsmitteln und anderen Produkten (z. B. Wolle) präsentiert.
- Im Gegensatz dazu wird heute im TGI-Bereich sowie auf zertifizierten *Begegnungshöfen* der Stiftung Bündnis Mensch & Tier darauf geachtet, dass die Begegnung zwischen Mensch und Tier eine hohe Beziehungsqualität besitzt: Das Tier ist ein Dialogpartner. Die Anbieter beziehen das Tier als Individuum und Beziehungspartner in ihre Arbeit mit ein. Sie legen großen Wert auf einen Tier-bedürfnisorientierten Umgang mit dem Tier und sehen in einer artgemäßen Tierhaltung, die weit über die gesetzlichen Vorgaben hinausgeht, die Basis einer langfristigen und tiergerechten *Nutzung der Tiere im sozialen Einsatz.*
- Die Tendenz der letzten Jahre zeigt ein deutliches Interesse aller Anbieter an einer qualifizierten Weiterentwicklung in Richtung artgemäßer Tierhaltung, tiergerechtem Einsatz der Tiere, Beziehungsarbeit mit Tieren und aktiver Vermittlung eines Beziehungsaufbaus zwischen Klient/Besucher und Tier.

„Die tiergestützte Pädagogik stellt eines der Fundamente der Arbeit von pädagogisch betreuten Spielplätzen mit Tierhaltung dar. Der Umgang mit Tieren und der dadurch bedingte Kontakt mit der Natur und den Elementen sind in deren Konzeptionen verankert. Diese Einrichtungen ermöglichen den Kindern und Jugendlichen Erfahrungen mit Tieren und der Natur, verknüpfen diese mit pädagogischen Inhalten und schaffen somit weitreichende Lernmöglichkeiten, insbesondere den Erwerb von sozialer Kompetenz im Umgang mit Mensch und Tier."

Hans-Jörg Lange, Geschäftsführer,
Bund der Jugendfarmen und Aktivspielplätze e. V.

„Es gibt zahlreiche engagierte Angebote der Tiergestützten Arbeit und der Mensch-Tier-Begegnung. Dabei wird seitens der Besucher und der Anbieter vermehrt Wert auf eine artgemäße

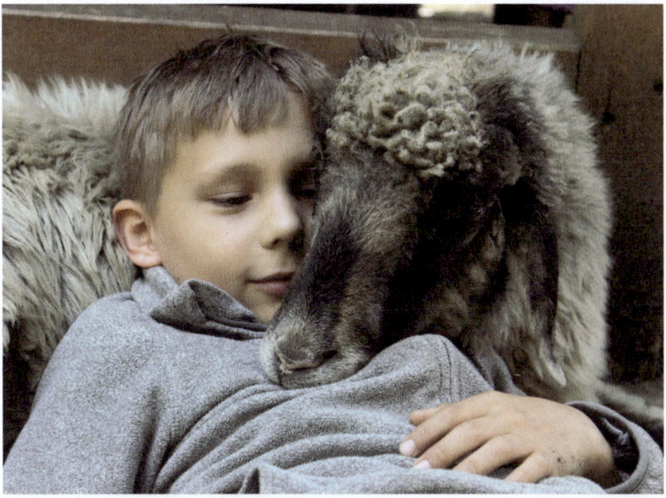

Abb. 1 Das entspannte Zusammensein zwischen Mensch und Tier ist dann möglich, wenn die Tiere eine Vertrauensbeziehung zum Tierhalter besitzen und gegenüber fremden Menschen eine positive Neugierde entwickeln konnten. (Ort: *Menschen brauchen Tiere*, Bayern)

Tierhaltung und einen tiergerechten Umgang mit den eingesetzten Tieren gelegt. Mit der Zertifizierung von Begegnungshöfen durch die Stiftung Bündnis Mensch & Tier stellen wir sicher, dass Besucher der zertifizierten Höfe Tiergestützte Arbeit auf Basis von verlässlichen Qualitätskriterien erleben."

Dr. Claudia Laurien-Kehnen, Verhaltensbiologin, Leiterin des Netzwerks Begegnungshöfe

3. Welchen Einfluss hatte die TGI-Arbeit auf das neue Bild vom Tier?

War das Heimtier bis in die zweite Hälfte des 20. Jahrhunderts v. a. emotionaler Begleiter oder Freizeitpartner und das Nutztier Lebensmittelproduzent, so erhielten Heim- wie Nutztiere als Leistungsträger im Arbeitsprozess *TGI* eine tiergerechte Aufgabe in

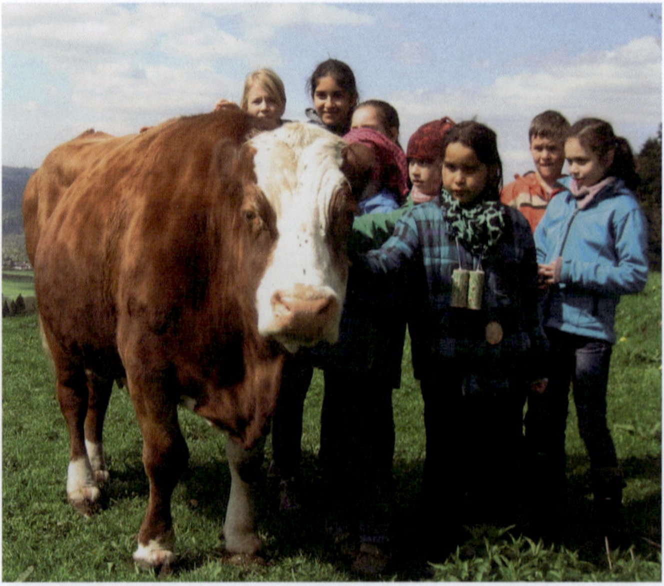

Abb. 2 Auf Begegnungshöfen erleben die Kinder das Rind nicht nur als Lebensmittellieferant sondern auch als Beziehungspartner mit arttypischen und individuellen Bedürfnissen. (Ort: *Häuslemaierhof*, Baden-Württemberg)

der Gesellschaft. Je mehr Tiere wieder im Arbeitsprozess mit dem Menschen integriert werden, desto mehr verändert sich auch das Tierbild in der Gesellschaft: Das Tier ist Arbeitskollege, Beziehungspartner, ihm wird Persönlichkeit, Intelligenz und Würde zugesprochen. Diese Entwicklung wurde in Deutschland durch die Präsenz von Tieren u. a. in der Therapie angestoßen (Otterstedt 2012a/2013a/2015).

Tiere …

- … sind keine Stühle, keine Tische, keine Hütten und kein Werkzeug. Sie werden von uns nicht benutzt, hingestellt oder abgelegt. Vielmehr benötigen wir ihre Mithilfe zu unserem Wohl.

- ...brauchen nicht nur einen trockenen Platz, gutes Futter, frisches Wasser und gute Pflege. Sie benötigen unsere Unterstützung, um für ihre tiergerechten Bedürfnisse Raum zu haben.
- ... haben eine Würde, besitzen individuelle Talente und ihnen gebührt unser Respekt als kundige Mitarbeiter des Teams.
- ... haben ein Recht auf einen tiergerechten Job, auf arbeitsfreie Zeiten und ein Zusammenleben mit artgleichen Tieren.
- ... haben vor allem auch ein Recht auf eine Beziehung mit achtsamen, authentischen und fachkundigen Menschen.

Tab. 1 Rolle des Tieres in der Entwicklung der professionellen Mensch-Tier-Begegnungsstätten

	Beziehungsarbeit	**Betrachtung & Produktion**
Rolle des Tieres	Tier wird als Subjekt und Beziehungspartner wahrgenommen	Tier bleibt überwiegend Objekt und erfüllt eine Funktion (z. B. Streicheln, Füttern)
Ziel	Beziehungsarbeit	Tierartenbestimmung, Darstellung von Lebensformen von Haustieren und Produktionsabläufen
Grundlage der Arbeit	Artgemäße Tierhaltung über den gesetzlichen Standard hinaus, tiergerechter Umgang mit dem Individuum Tier, bedürfnisorientierte Haltung (z. B. Tageszeiten-gerecht)	Artgemäße Tierhaltung
Zentrale Aufgabe	Vermittlung der Beobachtungs- und Kommunikationsformen, tiergerechter Umgang mit dem Tier	Vermittlung von zoologischen und landwirtschaftlichen Kenntnissen

Tab. 2 Beziehungsarbeit und Lebensmittelproduktion: Akteure und Orte im Wandel

	Beziehungsarbeit	**Betrachtung & Produktion**
70er Jahre	Therapeutisches Reiten (Hippotherapie, Heilpädagogische Förderung/ Reiten/Voltigieren)	Kinder- und Jugendfarmen
80er Jahre		Schulbauernhöfe, Streichelgehege im Zoo, Ferienbauernhöfe
90er Jahre	Tierbesuchsdienste	
2000	Tiergestützte Intervention, Netzwerk Begegnungshöfe	Erlebnisbauernhöfe

2 Fachtermini der Tiergestützten Intervention

Fachtermini dienen einer klaren Kommunikation des TGI-Angebotes. Ihre korrekte Anwendung zeugt von Professionalität. Die Fachtermini entwickelten sich aus einer intensiven Diskussion über Jahrzehnte und orientieren sich an den internationalen Fachtermini (Vernooij/Schneider 2008, Otterstedt 2015b).

4. Was versteht man unter dem Begriff *Tiergestützte Intervention*?

Tiergestützte Intervention ist der Oberbegriff für alle professionell durchgeführten tiergestützten Einsätze. Es besteht ein vielfältiges Weiterbildungsangebot zur Tiergestützten Intervention in deutschsprachigen Ländern mit unterschiedlicher Qualität.

Die Tiergestützte Intervention umfasst die folgenden vier Bereiche:
- Tiergestützte Therapie (TGT)
- Tiergestützte Pädagogik (TGP)
- Tiergestützte Förderung (TGF)
- Tiergestützte Aktivitäten (TGA).

5. Was versteht man unter dem Begriff *Tiergestützte Therapie*?

Die Tiergestützte Therapie (TGT) wird ausschließlich von ausgebildeten Therapeuten ausgeführt, z. B. Ergotherapeuten, Physiotherapeuten, Logopäden, Psychotherapeuten, Humanmedizinern, Sozialtherapeuten, die sich in der Tiergestützten Intervention weitergebildet haben. Der TGT-Einsatz hat ein definiertes therapeutisches Ziel. Grundlage der TGT-Arbeit bilden therapeutische Methoden.

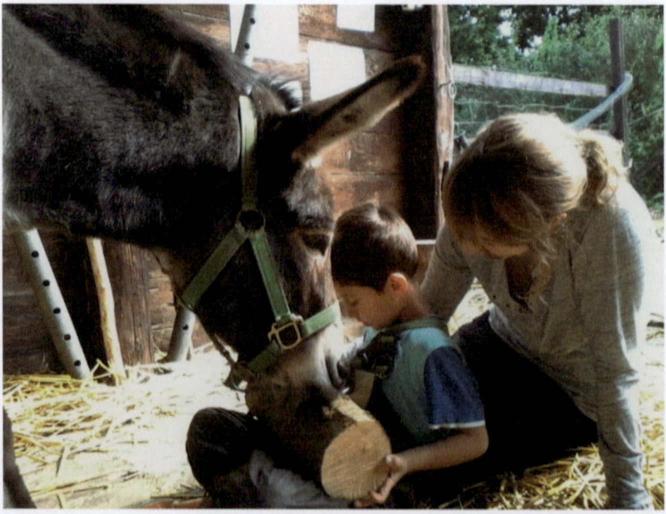

Abb. 3 Die Therapeutin gibt dem Jungen die Geborgenheit und Sicherheit, die er benötigt, um sich mit geschlossenen Augen ganz auf die Wahrnehmung seiner Sinne konzentrieren zu können. Im Rahmen der Hort-Methode, begegnen sich Mensch und Tier im Offenstall. Die Vibrationen, die durch das Knabbern des Esels am Holzstamm entstehen, werden über den Holzblock übertragen und stimulieren die Sinne des Klienten. Mögliche TGT-Ziele: Vertrauen zum Therapeuten und zum Tier, Berührung von natürlichen Materialien (Stroh, Holz), Wahrnehmung von sensiblen Stimuli, Wahrnehmung von Gerüchen, Lauten, Geräuschen etc., Ausdruck eigener Emotionen und Erfahrungen nach dem Setting. (Ort: TGT-Angebot *Heilsamer Dialog*, Nordrhein-Westfalen)

„Inklusion ist eine Haltung und sieht alle Menschen als gleichberechtigt, die als selbstbestimmte Individuen von Anfang an in und an der Gesellschaft teilnehmen. Die Tiergestützte Intervention bietet adäquate Bedingungen für die Umsetzung von Inklusion. Die TGI-Anbieter sind jedoch im Rahmen inklusiver Settings z. B. im Bereich der methodischen Arbeit und der flexiblen Anpassung an die verschiedenen menschlichen Bedürfnisse vor neue Herausforderungen gestellt. Die Unvoreingenommenheit

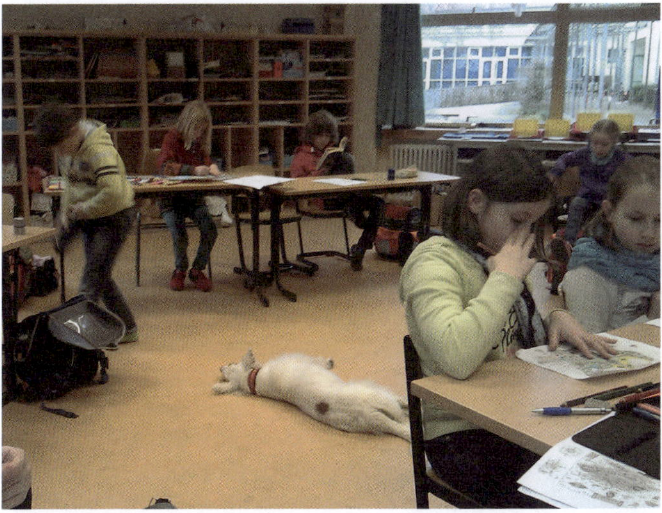

Abb. 4 Die Anwesenheit eines Hundes kann förderlich auf das soziale Verhalten von Schülern wirken, wenn klare Verhaltensweisen für die Kinder wie für den Hund vereinbart wurden. Ein entspannter Hund in der Mitte eines aktiven Klassengeschehens zeigt, dass hier das Miteinander von Schülern und Hund gelungen ist. Mögliche TGP-Ziele: Förderung des entspannten und ritualisierten Lernens, Förderung der sozialen und kommunikativen Kompetenz, Wissensvermittlung zu den Bedürfnissen von Mensch und Tier, Förderung von Achtung und Respekt, Übernehmen von eigenverantwortlichen Aufgaben. (Ort: TGP, Grundschule Borgfeld, Bremen)

der begleitenden Tiere erleichtert ihnen dabei den Weg zu einer inklusiven Haltung und Offenheit.“

Sandra Thyke, Sozial- und Umweltpädagogin, Psychomotorikerin, TGI-Fachkraft

6. Was versteht man unter dem Begriff *Tiergestützte Pädagogik*?

Die Tiergestützte Pädagogik (TGP) wird ausschließlich von ausgebildeten Pädagogen ausgeführt: z. B. Erziehern (u. a. in Kinder-

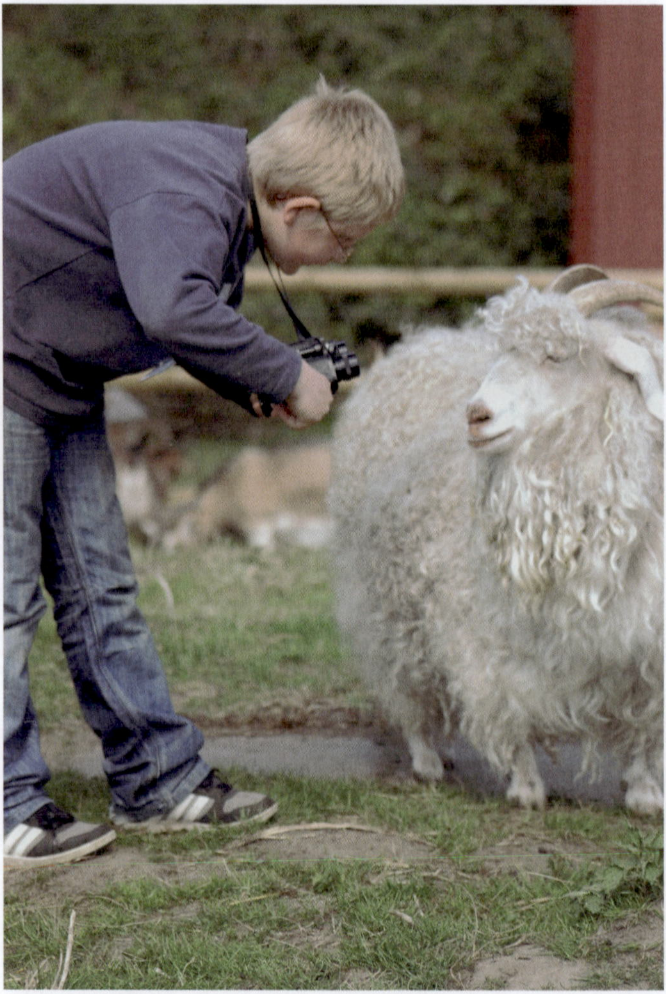

Abb. 5 Ein Mitglied der jährlichen Forschungsexpeditionsteams des Netzwerks Begegnungshöfe im Dialog mit einer Ziege. Das Tier wird nicht als Objekt gesehen, sondern vielmehr es als ein Gegenüber auf Augenhöhe erlebt. Das Selbstwertgefühl im Rollenspiel zu fördern kann eines der vielen wertvollen Ziele der TGF sein. (Ort: TGF, Stadtteilfarm Huchting, Bremen)

gärten, KITAs), Pädagogen für Regel- und Förderschulen, Sozialpädagogen, Behindertenpädagogen, Erlebnispädagogen, Heilpädagogen, die sich in der Tiergestützten Intervention weitergebildet haben. Der TGP-Einsatz hat ein definiertes pädagogisches Ziel. Grundlage der TGP-Arbeit bilden pädagogische Methoden.

„Tiergestützte Pädagogik ist für mich eine wunderbare Art mit Schülern zu arbeiten, weil sie z. B. über Schulhunde theoretisch und praktisch lernen können, respektvoll und artgerecht mit Vierbeinern umzugehen. So werden auf Dauer hoffentlich die individuellen Lebensumstände aller Tiere sowie ihre Stärken und Schwächen berücksichtigt und sie werden nicht zu lebenden Plüschtieren degradiert mit denen man alles machen kann!"

Lydia Agsten, Sonderpädagogin, Schulhundweb

7. Was versteht man unter dem Begriff *Tiergestützte Förderung*?

Die Tiergestützte Förderung (TGF) kann unabhängig von einem pädagogischen oder therapeutischen Beruf durchgeführt werden. TGI-Anbieter sind z. B. Sozialarbeiter, Biologen, Landwirte usw., die sich in der Tiergestützten Intervention weitergebildet haben. Aber auch Pädagogen und Therapeuten entscheiden sich durchaus bewusst für die TGF, wenn sie keine spezifischen pädagogischen bzw. therapeutischen Methoden einsetzen wollen.
Im Vordergrund der TGF steht die zielgruppenspezifische Förderung mit definierten Förderzielen: z. B. physische bzw. soziale Aktivierung, Motivierung, Anregung der Kommunikation. Gezielte Förderung verstärkt im sozio-emotionalen und kommunikativen Bereich.

„Tiergestützte Förderung (TGF) ist eine Form der zielgerichteten Interventionen zwischen Mensch und Tier. Im Rahmen einer ganzheitlichen und gezielten, individuellen Förderung wird eine

Optimierung vorhandener Ressourcen mit Unterstützung des Mediums Tier angestrebt. In der tiergestützten, autismusspezifischen Förderung beispielsweise bilden neben dem individuell erstellten Förderplan die Beziehungs- und Prozessgestaltung im Beziehungsdreieck Klient – Tier – TGI-Anbieter die Basis, um Bereiche der sozialen Interaktion und Kommunikation zu fördern."

Inis Elsen-Wübbels, Heilerziehungspflegerin, Fachkraft für tiergestützte Therapie und Pädagogik

8. Was versteht man unter dem Begriff *Tiergestützte Aktivität*?

Die Tiergestützte Aktivität (TGA) kann unabhängig von einem pädagogischen oder therapeutischen Beruf durchgeführt werden. TGI-Anbieter sind z. B. Sozialarbeiter, Biologen etc., die sich in der Tiergestützten Intervention weitergebildet haben. Im Vordergrund der TGA steht die Aktivität im Beisein bzw. mit dem Tier. Es bestehen keine konkreten Förderziele.

„Die Freude am Umgang mit Tieren und deren Wohlergehen sind grundlegende Bausteine der Tiergestützten Aktivitäten, die ein breites methodisches Spektrum beinhalten, z. B. adäquates Handling und Kommunikation sowie artgemäße Haltung von Heimtieren, Gehegegestaltung mit Naturmaterialien. Von der Anbahnung von Liebe und Respekt zu anderen Lebewesen, Empathie für die Bedürfnisse von Tieren bis hin zum Hinterfragen von Haltungsbedingungen von Nutztieren oder angeleiteten Mensch-Tier-Kontakt findet sich die Zielgruppe Tiergestützter Aktivitäten in allen Altersstufen. Auch die heimischen Lebewesen aus der Natur können unter Einhaltung des Artenschutzes gezielt eingesetzt werden, um Naturverständnis und -bewusstsein zu wecken."

Bettina Freimut, Erzieherin, TGI-Fachkraft, Institut Tiere im Einsatz

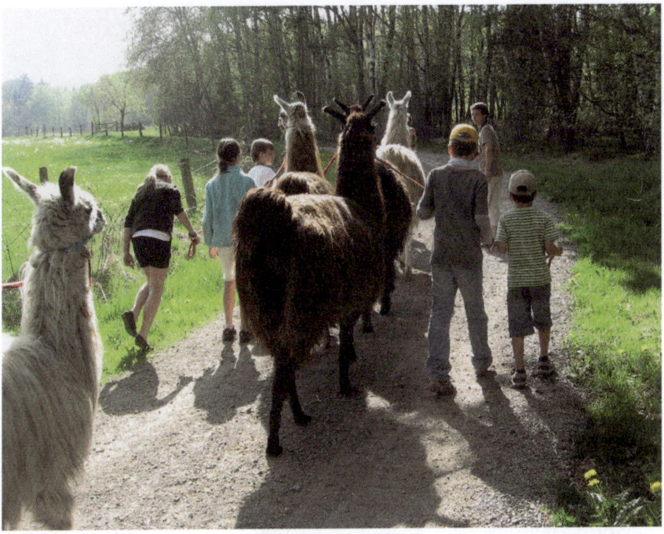

Abb. 6 Tiere können eine wunderbare Brücke zur Beobachtung der Natur sein. Bei einer Lamawanderung kommen wir in Bewegung, pflegen soziale Kontakte zu Mensch wie Tier, nehmen mit allen Sinnen unsere natürliche Umgebung wahr und werden durch das Verhalten der Tiere auf spannende Vorkommnisse in der Natur aufmerksam. (Ort: TGA, Begegnungshof *Lamahausen*, Hessen)

9. Wie unterscheidet sich der Begriff *Tierbesuchsdienst* im Vergleich zu den Begriffen der TGI?

Der Tierbesuchsdienst ist ein ehrenamtliches Angebot in sozialen Einrichtungen. Er wird in der Regel ohne fachliche Qualifizierung und ohne Anspruch auf eine methodische Grundlage angeboten. Effekte des Tierbesuchsdienstes sind v. a. Unterhaltung, Steigerung der Lebensqualität durch soziale und tierliche Kontakte. Es wäre wünschenswert, wenn die Ansprüche der Tierbesuchsdienste sich dahin entwickeln würden, dass sie sich an der Tiergestützten Aktivität und den Qualitätsmerkmalen der TGI orientieren. Nur so wäre auch das Wohl von Mensch und Tier im Rahmen der Tierbesuchsdienste gewährleistet.

3 Zielgruppen und Einsatzbereiche der TGI

Die Einsatzbereiche der TGI sind vielfältig und können nach Zielgruppen differenziert werden. Ausführliche Beschreibung der Einsatzbereiche, Förderziele und Methoden s. a. Otterstedt (2007).

10. Welche TGI-Einsatzbereiche für die Zielgruppe *„Kinder und Jugendliche"* sind bekannt?

- Frühförderung
- Kindergarten, KITA
- Regelschulen (außerschulischer Lernort)
- Förderschulen
- Sozial- und Freizeitprojekte
- Heilpädagogische u. a. Wohngruppen
- Begegnungshöfe u. a. Hofkonzepte

„Es ist toll mit Kindern tiergestützt zu arbeiten, weil sie die Tiere neugierig beobachten und sich dem fremden Wesen mit einem Lächeln im Gesicht zuwenden. Es gelingt ihnen, dem Tier ohne Worte zu begegnen und sozusagen mit der Herzenssprache und Körperhaltung Abenteuer zu meistern. Mich fasziniert die große Wirkung bewusster Tierbegegnungen."

Elisabeth Nieskens, Kindergärtnerin, Begegnungshof Lama-Bergland

„Wir arbeiten gerne auch mal mit Mädchen und Jungen getrennt, denn in der Begegnung mit Tieren sind Mädchen meist bedächtiger als Jungs, die häufig auf die Tiere losstürmen. Unserer Erfahrung nach interessieren sich Mädchen eher für die Hintergründe der Tierhaltung, entwickeln schneller und intensiver Empathie gegenüber den Tieren, während Jungs gerne tatkräftig arbeiten wollen, stolz darauf sind z. B. auf einer großen Kuh zu sit-

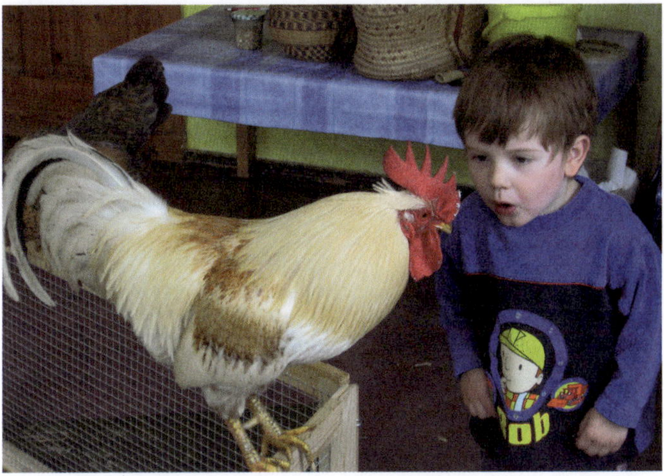

Abb. 7 Sich selber im Dialog mit dem tierlichen Gegenüber entdecken: Methodische Angebote orientieren sich immer an der altersgemäßen Entwicklung der Kinder. So können auch bereits Kleinkinder von einem tiergestützten Angebot profitieren. (Ort: TGF-Angebot *Tiere helfen*, Niedersachsen)

zen, einen Esel zu führen, den Stall ausgemistet und beim Zaunbau mitgeholfen zu haben. Deshalb kann man als Begleiter Mädchen oft nach einer Einführung guten Gewissens mit Tieren länger zusammen sein lassen, Jungs hingegen erfordern nicht selten häufiger Eingriffe und brauchen schneller eine Abwechslung.“

Emily und Martin Ganz, TGI-Fachkraft und Landwirt, Häuslemaierhof

11. Welche TGI-Einsatzbereiche zur Förderung von Erwachsenen sind bekannt?

- Förderung zur Ressourcensicherung, Entspannung und Fitness bei gesunden Erwachsenen
- Förderung der Wiederentdeckung bzw. Erweiterung des Erlebnisraumes Mensch – Tier – Natur

- Förderung der psychosozialen und kommunikativen Fähigkeiten
- Förderung von Menschen mit einem besonderen Förderbedarf (physische, psychische, mentale Behinderungen) im Rahmen von Wohn- und Arbeitsstätten
- Arbeitstherapie und Sozialförderung im Strafvollzug
- Begegnungshöfe u. a. Hofkonzepte

„Erwachsene sind, wenn sie sich für ein Tier entschieden haben, kontinuierlich, also z. B. während des ganzen Spaziergangs, an der Mensch-Tier-Beziehung zu genau diesem Tier interessiert, was für die Tiere beruhigend und gut ist. Die Wirkung eines Tieres auf Erwachsene ist oft sehr nachhaltig, weckt verdrängte Erinnerungen oder die Sehnsucht nach einem naturnäheren Leben. Erwachsene sind meist weniger an der Vielfalt der tierischen Angebote

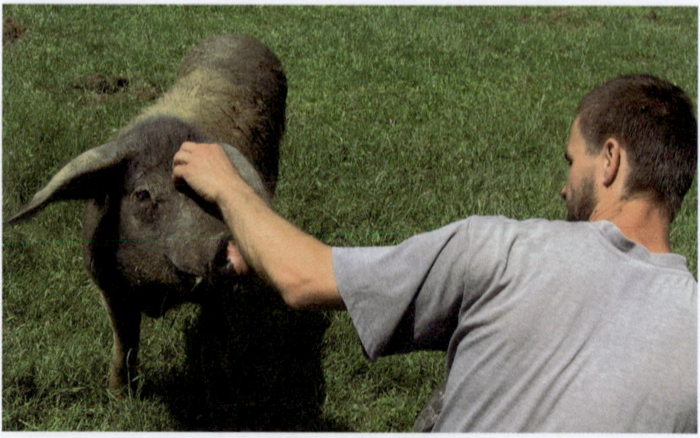

Abb. 8 In der freien Begegnung mit einem Schwein können Themen wie Nähe und Distanz, Sicherheit und Vertrauen sowie Bedürfnis nach Körperkontakt neu entdeckt werden. (Ort: Biohof Scherm, Bayern)

interessiert, sondern finden bei uns sehr schnell *ihr* Tier, auf das sie sich bei jedem Besuch freuen.“ ■

Sr. Debora Schneider, Religionspädagogin und Karin Grygier, Qualitätsmanagerin, Begegnungshof Lamahausen

12. Welche TGI-Einsatzbereiche zur Begleitung von Senioren sind bekannt?

- Hausbesuche (z. B. Pflegedienst)
- Ambulante gerontologische Einrichtungen (z. B. Tagespflege)
- Stationäre TGI-Angebote z. B. in Senioreneinrichtungen, Pflegeheimen, Demenz-Wohngruppen, Kliniken.
- Begegnungshöfe u. a. Hofkonzepte

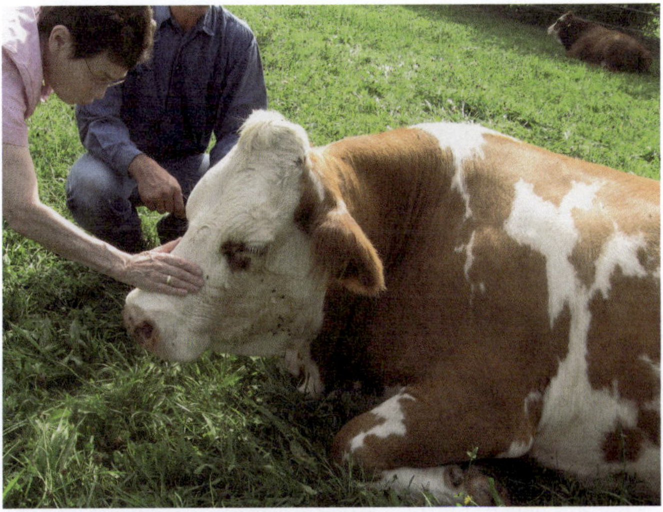

Abb. 9 In der Begegnung mit Tieren finden Senioren leicht Zugang zu Lebenserinnerungen: Wie anders hat früher die Milch geschmeckt? Wann habe ich zuletzt eine Kuh streicheln können? Wie sahen früher die Bauernhöfe aus? Biographiearbeit bereichert die tiergestützte Arbeit und unterstützt deren Effekte. (Ort: *Häuslemaierhof*, Baden-Württemberg)

„Alte Menschen, die in ihrem früheren Leben selbst Tierbesitzer waren, fühlen sich in stationären Pflegeeinrichtungen wohler und geborgener, wenn sie die Möglichkeit zu Tierkontakten haben, die ihnen die Erinnerung an ihr früheres Leben zum Teil zurückgeben. Tiere spotten nicht über etwaig vorhandene Behinderungen und geben Zuneigung ungeteilt zurück. Für die Anbieter von TGI ist bei der Arbeit mit Senioren besonders wichtig, dass sie über die Besonderheiten in der Kommunikation mit dementen Patienten Bescheid wissen; eine spezielle Ausbildung, z. B. in Validation, ist nicht notwendig, aber eine Basisschulung über den Umgang mit dementen Patienten ist empfehlenswert."

Dr. Eva Fuchswans, Leitende Direktorin und Medizinisch Verantwortliche des Geriatriezentrum Am Wienerwald

13. Welche TGI-Einsatzbereiche sind unabhängig von Zielgruppen insbesondere im Gesundheitsbereich bekannt[1]?

- Ambulante Ergo-, Physiotherapie- und Logopädie-Praxen
- Stationäre Angebote im Bereich der Psychiatrie, Gerontologie, Neurologie, Neuropsychologie, Suchtkliniken, Rehakliniken
- Begegnungshöfe u. a. Hofkonzepte

„Der Klinikalltag ist für Patienten und Personal geprägt vom alles bestimmenden Thema Krankheit. Das Tier aber fragt nicht nach dem Befinden, es ist einfach da, lenkt von den Alltagsgedanken ab, fördert Emotionen, oft ein Lächeln und damit auch schon per se selbstheilende Kräfte. Auch Tage nach Einsatz von Hunden in psychotherapeutischen Sitzungen in einer Station mit Schwerpunkt Depressionen im fortgeschrittenen Lebensalter werde ich nicht, wie üblich, mit den Worten begrüßt: „Frau Doktor, mir

1 Böttger 2009, Claus 2003, Hegedusch 2007, Klare 2003, Otterstedt 2001/2003/2005/2007/2013/2015, Scheidhacker 2003, Zieger 2003, Prothmann 2009, Frick-Tanner/Tanner-Frick 2016

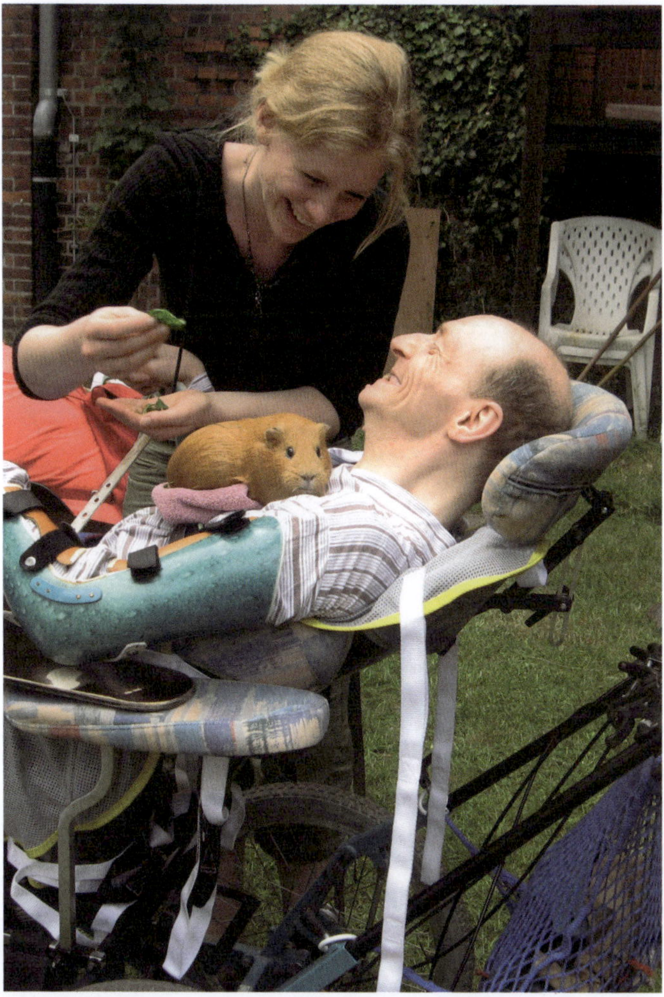

Abb. 10 Die Interaktion mit Tieren kann auch bei starken körperlichen Behinderungen gelingen, wenn der TGI-Anbieter die dialogischen Zeichen des Klienten sensibel erkennt und in dessen Sinne mit dem Tier interagiert, den Klienten in den Mensch-Tier-Dialog einbezieht und auf Wunsch den Körperkontakt zum Tier ermöglicht. (Ort: TGF-Angebot *Tiere helfen*, Niedersachsen)

geht es schlecht", sondern mit den Worten: „Frau Doktor, wie geht es den Hunden?". Die Begegnung beginnt damit meist schon mit einem Lächeln – trotz der schweren Krankheit." ■

Brigitte Schneider, Ärztin in der Gerontopsychiatrie, Klinikum München-Ost

4 Förder- und Wirkungsbereiche der TGI[2]

14. Wie können Effekte der TGI heute schon gut nachgewiesen werden?

Professionell durchgeführte TGI kann Effekte erbringen, deren Nachweisbarkeit auf langfristigen Beobachtungen basiert. Wir können heute die verschiedenen Wirkungsbereiche der TGI fachlich gut beschreiben. Einige Effekte wurden durch internationale Forscherteams in Studien bestätigt (Julius u. a. 2014). Mit Hilfe natur- und geisteswissenschaftlicher Untersuchungsmethoden sollte in Zukunft das komplexe Interaktions- und Wirkungsgefüge der TGI besser nachvollziehbar sein.

„Tiere sind Wesen, die im artgerechten Kontext in einer natürlichen Balance und ausgewogenen Regulation leben. Sie können Menschen helfen, ihre Unausgeglichenheit, Überstressung, Entgrenztheit und zuweilen auch Destruktivität der Natur (auch ihrer eigenen) gegenüber zu bearbeiten und zu einer neuen, ‚komplexen Achtsamkeit‘ dem Leben, den Mitgeschöpfen und sich selbst gegenüber zu finden."

Univ.-Prof. Dr. mult. Hilarion G. Petzold: Psychologe, Philosoph, Psychotherapeut, Landwirt, Europäische Akademie für biopsychosoziale Gesundheit.

2 Ausführliche Beschreibungen zu den einzelnen Förder- und Wirkungsbereichen s. Beetz 2009, Beetz et al. 2011, Böttger 2010, Kotrschal 2009, Prothmann 2009, Olbrich/Otterstedt 2003, Otterstedt 2012/2013, Otterstedt/Schade 2011, Otterstedt/Roloff 2013

15. Wie können Ressourcen idealerweise durch die TGI gefördert werden?

TGI kann die Ressourcen sowohl gesunder wie auch gesundheitlich eingeschränkter Menschen fördern helfen. Günstig ist es, wenn im TGI-Einsatz nicht defizitorientiert gearbeitet wird, sondern vielmehr vorhandene Fähigkeiten, Talente und Ressourcen genutzt werden. Es gilt die Resilienz des Menschen positiv zu fördern.

„Wir sind erstaunt über die sensible Feinfühligkeit von Tieren, aber genauso können sie ignorant und grob wirken. Meist hat es etwas mit uns selbst zu tun, in welcher Stimmung wir sind, welche Signale wir aussenden oder in welcher Lebensphase wir uns gerade befinden. Die gewonnenen Erkenntnisse aus den Begegnungen mit Tieren lassen sich in allen Bereichen des alltäglichen Geschehens und des Umgangs mit anderen Individuen übertragen.“

Lexa Voss, Pädagogin und Coach, Begegnungshof In der Espe

16. In welchen Förderbereichen können Tiere methodisch eingesetzt wirkungsvoll sein?

Je nach individuellen Fähigkeiten und Wesensart werden die Tiere in folgenden Förderbereichen methodisch eingesetzt:

1. Förderung der Beobachtungsgabe
2. Förderung von Selbst- und Fremdwahrnehmung, sowie Sozialkontakten
3. Förderung der emotionalen Kompetenz
4. Förderung der sozialen und kommunikativen Kompetenz
5. Förderung der körperlichen Mobilisierung
6. Förderung der psychosozialen Strukturierung
7. Förderung der Sinneswahrnehmungen
8. Förderung der Phantasie und Kreativität

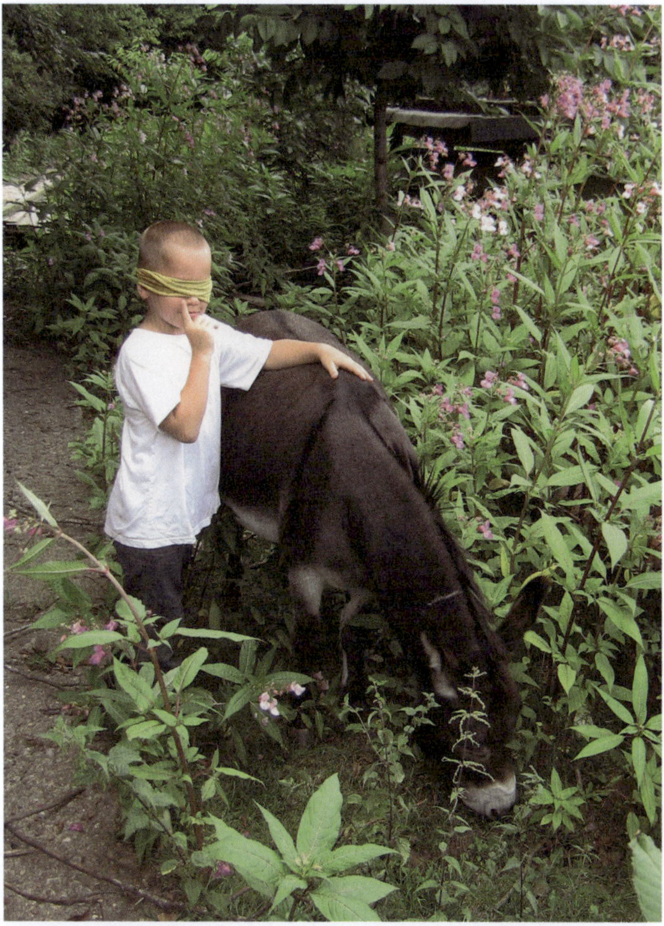

Abb. 11 Sich dem Tier blind anzuvertrauen, bedeutet: Mit den anderen Sinnen seine Umgebung und den tierlichen Begleiter zu beobachten, wahrzunehmen wohin der gemeinsame Weg führt, Unsicherheit oder Ängste anzunehmen und an der Herausforderung zu wachsen. (Ort: TGP-Angebot *Heilsamer Dialog*, Nordrhein-Westfalen)

„Ziel unserer pädagogischen Arbeit mit Kindern und Tieren lässt sich am besten mit dem Begriff Beziehungsbildung beschreiben. Ich halte es für besonders wichtig, Kindern den Umgang mit ihresgleichen zu ermöglichen, dazu gehören auch die Tiere und die Natur überhaupt. Denn nur das, wozu wir eine Beziehung haben, werden wir lieben und schützen wollen."

Ina Kirchhoff, Umweltpädagogin,
Begegnungshof Mensch brauchen Tiere e. V.

17. Welche konkreten Beispiele aus der Praxis der Tiergestützten Förderung gibt es für die einzelnen oben genannten Förderbereiche?

Dargestellt am Beispiel der Arbeit mit dem Hund:

1. **Förderung der Beobachtungsgabe**
   Beobachten der Körpersprache und des Sozialverhaltens des Hundes, der Interaktion und Kommunikation zwischen Hundehalter und Hund.
2. **Förderung von Selbst- und Fremdwahrnehmung, sowie Sozialkontakten**
   Achtsames Berühren des Hundes, Streicheln des Hundes, sein Fell bürsten, Spielaufforderung des Hundes beantworten.
3. **Förderung der emotionalen Kompetenz**
   Wahrnehmen von emotionalen Stimmungen im Raum, die Stimmung des Hundes spielerisch in der Rolle eines Dolmetscher zu übersetzen „Der Hund fühlt sich wohl!". Wie drückt er dies mit seiner Körpersprache aus? Klient spiegelt mit seiner Körpersprache die Körpersprache des Hundes. Und wie fühlt sich der Klient in der Rolle bzw. als eigene Person?
4. **Förderung der sozialen und kommunikativen Kompetenz**
   Den Namen und die Anatomie des Hundes kennenlernen, über seine Bedürfnisse sprechen, biographische Hundebegegnungen im Gespräch wecken, Verhalten des Hundes als Sprechanlass nehmen, Kommunikation mit dem Hund als Anlass zum Sprechen, zum klaren Kommunizieren verwenden, Reime, Gedichte, Lieder integrieren.

5. **Förderung der körperlichen Mobilisierung**
   Den Umgang mit dem Hund als Anlass zur Mobilisierung nehmen, aus dem Bett aufstehen, am Tagesablauf bzw. Besuch des Tieres teilnehmen, trotz physische Behinderungen sich körperlich aktivieren, Spaziergang, Wanderung, mit dem Hund die Natur wahrnehmen, Dynamikvariabilität in der körperlichen Bewegung (langsam oder schnell gehen, Ball spielen, sich bücken, sich drehen, den Arm ausstrecken).
6. **Förderung der psychosozialen Strukturierung**
   Alltagsstrukturen, Rituale und Regeln leben: Mit-Versorgung des Hundes im Tageslauf: Futterzubereitung, Füttern, Spazierengehen, Verantwortung übernehmen.

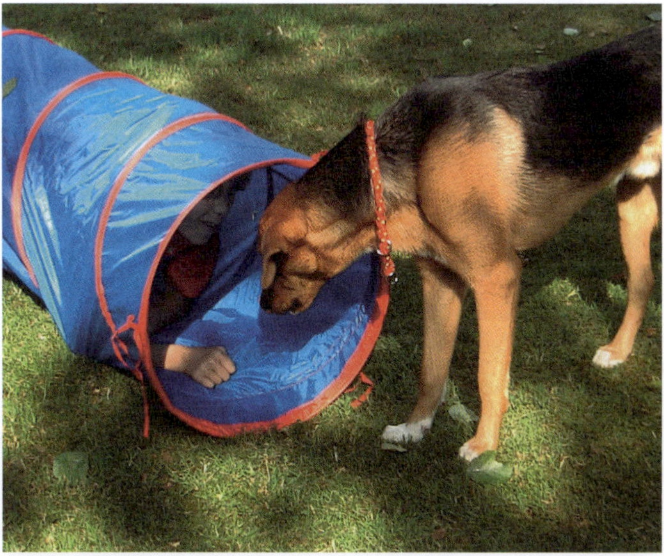

Abb. 12 Kind und Hund begegnen sich im Hindernisparcours. Wie motiviere ich als Klient den Hund, dass dieser Lust hat mit mir durch den Tunnel zu kommen? Tiergestützte Arbeit bietet Zeit und Raum neue Erfahrungen zu machen, die die Möglichkeit bieten, eigene Wege zu finden und auszuprobieren. (Ort: TGF-Angebot *Tiere heilen*, Niedersachsen)

7. **Förderung der Sinneswahrnehmungen**
   Was mag der Hund gerne riechen, schmecken, tasten, hören? Was hat der Klient heute Schönes gesehen, gerochen, geschmeckt, gehört, gefühlt?
8. **Förderung der Phantasie und Kreativität**
   Wie sieht der Hund in meiner Erinnerung/Phantasie aus? Welches Märchen vom Hund kenne ich? Welche Rolle spielt z. B. der Hund bei den Bremer Stadtmusikanten? Basteln von Hundespielzeug, Backen von Hundeplätzchen.

18. Welche Wirkungsbereiche können durch die TGI gefördert werden?

I. Förderung der physischen Fähigkeiten
II. Förderung der psychischen Fähigkeiten
III. Förderung der mentalen Fähigkeiten
IV. Förderung der sozio-kommunikativen Fähigkeiten

19. Welche Effekte können nach Förderung der physischen Fähigkeiten auftreten?

- Einfluss auf das Herz-Kreislauf-System
- Förderung der Motorik
- Förderung des Gleichgewichts- und Orientierungssinns sowie der Koordination
- Einfluss auf körpereigene Hormone u. a. durch Anregung der Spiegelneurone, taktile Reize[3]
  - Oxytocin, Dopamin
  - Stärkung des Immunsystems
  - Schmerzlindernder Effekt (Endorphine)
  - Stressreduzierend

3 Kotrschal 2009, 55 f.; Kotrschal 2012, 135 ff.

„Im Gesundheitswesen liegt in der Arbeit mit Menschen heute der Schwerpunkt oft mehr auf Funktionalität statt auf Emotionalität. Tiere verstehen die emotionale Seite im Menschen anzusprechen und zu aktivieren. Über diese Verbindung wird ganzheitliche Behandlung möglich, deren Effekte sich auch auf die funktionale Seite auswirken."

Dr. Stefanie Böttger, Leitende Neuropsychologin, Krankenhaus Harlaching München

20. Welche Effekte können nach Förderung der psychischen Fähigkeiten auftreten?

- Erleben von Gefühlen wie Zuneigung, Vertrauen, Angenommenwerden, Nestwärme und Geborgenheit
- Fürsorge geben und Liebe schenken können
- Emotional positiver Körperkontakt
- Förderung der seelischen Ausgeglichenheit
- Bindungsaufbau (Beetz 2009, Frick Tanner/Tanner-Frick 2016)
- Impulse für Verhaltensänderungen und Stressbewältigung (Beetz et al. 2011)

„Begegnungen mit Tieren vermitteln Sicherheit und Schutz, indem sie das individuelle menschliche Bindungsverhalten ansprechen, verändern und somit Zugänge zu tiefen seelischen Schichten ermöglichen. In der therapeutischen Beziehung nimmt der Psychotherapeut das spontane Geschehen im Dialog auf und integriert das ganzheitliche Erleben in den Entwicklungsprozess. Nur domestizierte, gut sozialisierte und artgerecht gehaltene Tiere, die eine vertrauensvolle und tragfähige Beziehung zum Therapeuten haben, eignen sich für die tiergestützte Psychotherapie."

Dr. Elisabeth Frick-Tanner und Dr. Robert A. Tanner-Frick, Psychotherapeuten, Tiergestützte Psychotherapie

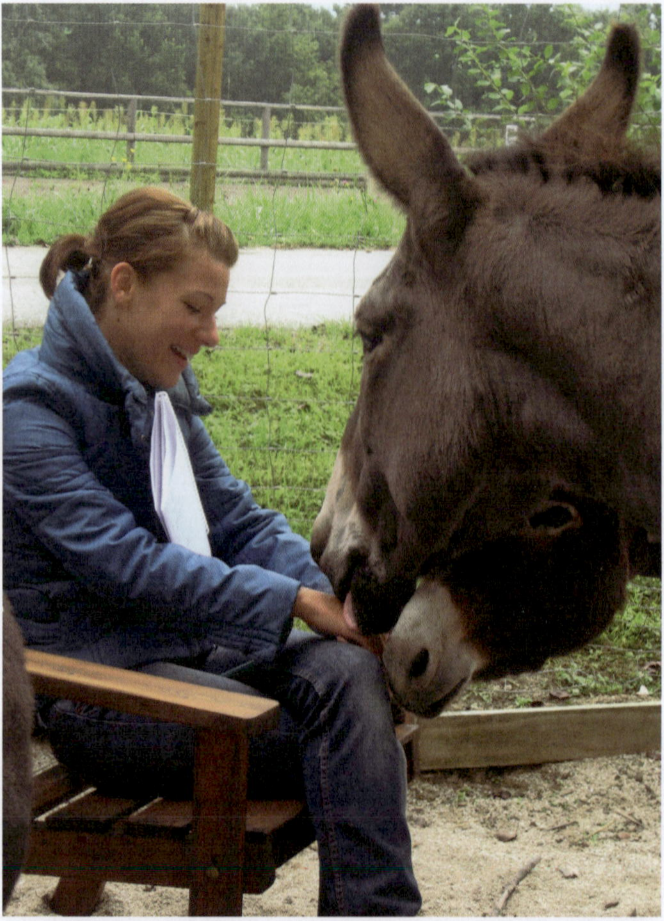

Abb. 13 Sich berühren zu lassen kann eine große Herausforderung sein oder auch ein unendliches Glückgefühl. Die Begegnung mit einer anderen Art ist immer auch eine Begegnung mit sich selbst. (Ort: TGP-Angebot *Esperanza*, Österreich)

21. Welche Effekte können nach Förderung der mentalen Fähigkeiten auftreten?

- Hohe Aufmerksamkeit
- Strukturiertes Verhalten
- Klares und deutliches Handeln
- Neuronale Aktivierung z. B. Aufmerksamkeitssteigerung (Böttger 2010)
- Stimulation der Merkfähigkeit
- Förderung der Entscheidungsfähigkeit
- Fähigkeit zu strukturiertem Handeln
- Förderung der verschiedenen Ausdrucksebenen

22. Welche Effekte können nach Förderung der sozio-kommunikativen Fähigkeiten auftreten?

- Motivation, seinen Erlebnisraum zu erweitern
- Vermeidung von sozialer Isolation
- Impulse zum Dialogaufbau
- Förderung von Empathie
- Förderung des Selbstwertgefühls
- Kontakt mit dem sozialen Umfeld
- Impulse für den nicht-sprachlichen, lautlichen und sprachlichen Dialog mit anderen Lebewesen
- Aufzeigen alternativer Verhaltenswege
- Motivation zum aktiven Handeln

23. Durch welche Arbeitsweise kann in der TGI ein nachhaltiger Effekt erzielt werden?

- Der tiergestützte Einsatz respektiert die Bedürfnisse des Tieres und der Klienten.
- Der tiergestützte Einsatz des Tieres ist methodisch nachvollziehbar, hat ein Förderziel, welches den Talenten des Tieres und des Klienten angemessen ist: Motivieren und fordern aber nicht überfordern.

- Der tiergestützte Einsatz sollte eine Brücke zur Biographie des Klienten bauen können.

Das Tier aber muss Tier bleiben dürfen, denn nur so kann es auf seine artentsprechende und individuelle Weise nachhaltig wirken.

Carola Otterstedt, 2016a

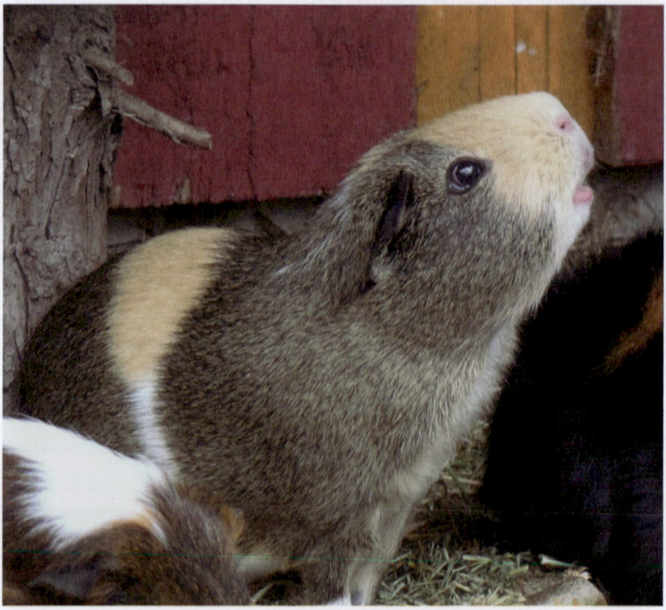

Abb. 14 In der tiergestützten Arbeit kann ein Tier nur wirken, wenn es sich wohl fühlt und Raum erhält, sein arttypisches Verhalten zu zeigen. Der Dialog zwischen Mensch und Tier gelingt vor allem dann, wenn die Bedürfnisse beider geachtet werden. Das Tier bleibt dabei immer Tier. Eine Vermenschlichung wäre für den tiergestützten Prozess nicht geeignet. (Ort: TGF-Angebot *Tiere helfen*, Niedersachsen)

5 Zum Grundverständnis der TGI-Praxis

Auf der Grundlage ethischer, ethologischer und methodischer Grundsätze gelingen Erfolge im Rahmen der Mensch-Tier-Beziehung und der TGI.

24. Mit welchem Bild vom Menschen und vom Tier gehen wir in die praktische TGI-Arbeit?

Sowohl Mensch wie Tier besitzen eine Würde. Das Handeln im Rahmen der TGI ist bestimmt von Respekt gegenüber der Biographie, den Talenten und den Bedürfnissen des Klienten und des Tieres (Otterstedt/Rosenberger 2009, Grimm/Otterstedt 2013).

„Eine stabile und vertrauensvolle Beziehung zwischen TGI-Anbieter und seinem Tier, geprägt von Respekt und achtsamer Kommunikation, ist ein zentraler Wirkfaktor tiergestützter Interventionen. Zur Sicherung der Qualität brauchen wir daher Indikatoren als Anhaltspunkte dafür, was eine gute Beziehung ausmacht und woran man sie festmachen kann. Weiter muss das Thema Beziehungsgestaltung auch in Weiterbildungen und kollegialer Intervision Raum finden."

Anne Gelhardt, TGI-Fachkraft,
wissenschaftliche Mitarbeiterin der Universität zu Köln

25. Welche Rolle spielt das Wohl des Tieres in der qualifizierten TGI-Praxis?

Das Wohl der Tiere ist die Grundlage der erfolgreichen und nachhaltigen TGI-Arbeit. Es orientiert sich an dem aktuellen Wissen zur artgemäßen Tierhaltung sowie an dem tiergerechten Einsatz von Tieren.

6 Qualitätsmerkmale einer professionellen TGI

26. Warum sind Qualitätsmerkmale so wichtig für die TGI-Arbeit?

- Qualitätsmerkmale der professionellen TGI sind für die Kunden der TGI-Angebote eine wichtige Orientierungshilfe, um einen qualifizierten Anbieter zu erkennen.
- Die Qualitätsmerkmale helfen aber auch dem TGI-Anbieter, seine eigene Arbeit zu reflektieren und weiterzuentwickeln.

Die hier vorgestellten Qualitätsmerkmale sind dank der interdisziplinären Diskussion in Fachkreisen mit Wissenschaftlern, Fachleuten, Fachberatern und TGI-Praktikern entstanden und bauen auf eine langjährige Erfahrung im TGI-Bereich. Das Wissen aus den Disziplinen Biologie, Veterinärmedizin, Psychologie, Ethik, TGI, Sozialwesen, Sozialpädagogik u. a. Disziplinen sind in die Qualitätsmerkmale mit eingeflossen.

„Die Qualität der TGI gewährleistet Tierschutz und Menschenschutz. Sie zeigt sich in der kompetenten Leistung von Mensch und Tier, in einer tiergerechten Tierhaltung über die gesetzlichen Mindestanforderungen hinausgehend, in guten Rahmenbedingungen beim Einsatz, im Erreichen des in der TGI gesteckten Zieles, in der Zufriedenheit von Anbieter, Tier und Klient nach dem Einsatz. Qualitätskriterien bilden den Maßstab zur Orientierung auf Förderwürdigkeit bei öffentlichen Stellen, sie dienen zur objektiven Erfassung der Qualität eines Arbeitsangebotes mit Tieren, sowie zur Selbstevaluierung des Anbieters. Gerade im Erkennen, dass wir nicht die Fähigkeiten haben, all die Dimensionen der Wirksamkeit der Tiere in der TGI auf den Menschen erfassen zu können, sind wir aufgefordert, unseren Beitrag zu leisten, um immer mehr zu verstehen und den Tieren mehr an Respekt und Würde entgegenzubringen.“

Dr. Regina Loupal, Veterinärmedizinerin, Abteilung für Tierschutz, Tierseuchen und Zoonosenbekämpfung des Bundesministeriums für Gesundheit, Wien

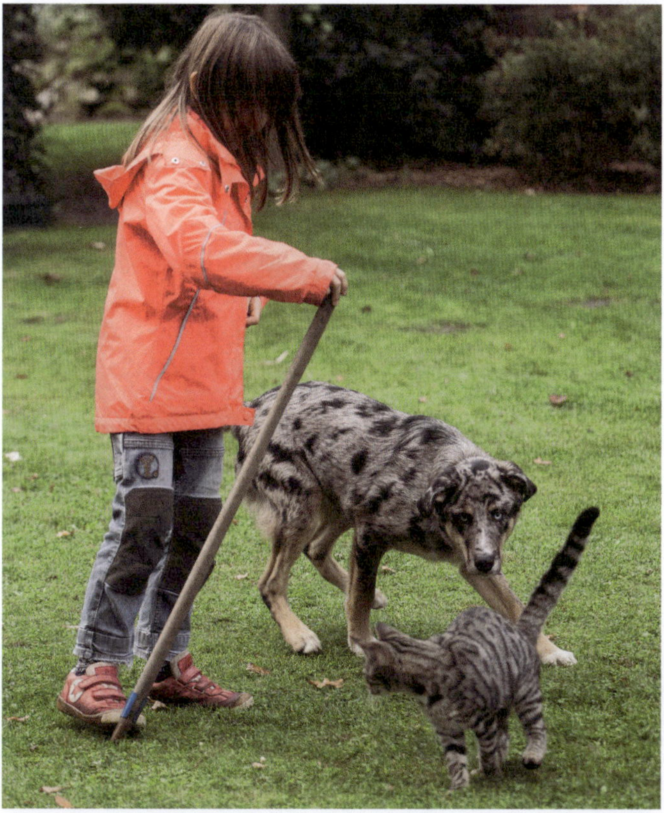

Abb. 15 Qualität in der tiergestützten Intervention bedeutet neben Schutz für Mensch und Tier vor allem eine fachlich gute methodische Arbeit, in der die möglichen Effekte der TGI sich entfalten können. (Ort: TGF-Angebot *Niemannshof*, Niedersachen)

„Durch die Diversifizierungsmöglichkeiten in der Land- und Forstwirtschaft, in dem Bereich Green Care und der Teildisziplin Tiergestützte Interventionen (TGI) hat sich die Notwendigkeit zur Entwicklung und Etablierung von Qualitätsstandards, für und in der Tiergestützten Intervention, zur besseren Unterscheidbarkeit der unterschiedlichsten Qualitätsstufen ergeben.

In der vom Österreichischen Bundesministerium für Land- und Forstwirtschaft, Umwelt und Wasserwirtschaft eingerichteten TGI-Arbeitsgruppe zur Erarbeitung einer, alle Sparten umfassenden, österreichischen Definition, sowie zur Entwicklung von hochwertigen, kontrollierbaren Qualitätsstandards für alle Bereiche der TGI, wurde die Notwendigkeit zur Gründung einer Österreichischen Dachorganisation für Tiergestützte Interventionen als Garant für Qualität und deren Absicherung erkannt und im Juni 2015 auch umgesetzt.

Durch den weltweit noch einzigartigen Ansatz einer, alle Sparten der TGI in Österreich umfassenden Dachorganisation, wurde die Grundlage für einheitliche Qualitätsstandards, eine Harmonisierung der Ausbildungen und gegenseitiger Anrechenbarkeiten, sowie letztendlich auch einer Grundlage für zukünftige Abrechnungs- und Fördermöglichkeiten von Tiergestützten Interventionen geschaffen.“

Brigitte Ringer, Beamtin im Tätigkeitsbereich Erwachsenenbildung und Beratung, Bundesministerium für Land- und Forstwirtschaft, Umwelt und Wasserwirtschaft

27. An welchen 15 Qualitätsmerkmalen kann sich der TGI-Anbieter orientieren?

Der TGI-Anbieter …

1. … unterstützt das Positionspapier *Haltung und Einsatz zur Tiergestützten Intervention*[4] (s. Frage 28),
2. … verwendet die Fachtermini seiner Profession und dem TGI-Einsatz entsprechend sachlich korrekt[5] (s. Fragen 4 ff.),
3. … kann eine Bescheinigung bzw. einen Nachweis seiner Sachkunde[6] und einer Versicherung für die eingesetzten Tierarten vorlegen,
4. … realisiert eine artgemäße Tierhaltung[7] (s. Fragen 60 ff.),
5. … wird regelmäßig beraten und betreut, idealerweise durch einen über die TGI informierten Tierarzt,
6. … führt eine Tierbestandsdokumentation (s. Frage 30 f.),
7. … realisiert einen tiergerechten Einsatz inkl. Beziehungs- und Ausgleichsarbeit mit dem Tier[8] (s. Fragen 65 ff.),
8. … verfügt über ein schriftliches Konzept für die TGI-Arbeit[9] (s. Fragen 32 und 33),
9. … beschreibt die TGI-Arbeit nach den 5 Methoden der Tiergestützten Arbeit (s. Frage 77 ff.),
10. … beachtet Begegnungszonen im TGI-Einsatz[10] (s. Frage 69 f.),
11. … verfügt über einen Hygieneplan[11] (s. Frage 34),
12. … beachtet die Ressourcensicherheit für Mensch und Tier (s. Frage 36), u. a. finanziell, zeitlich, physisch, mental.

---

4 Waiblinger/Otterstedt 2013
5 Otterstedt 2013a/2015
6 Entsprechend der aktuellen Realisierungsmöglichkeiten in des regionalen Veterinäramtes.
7 Otterstedt 2007, TVT Merkblätter 131
8 Otterstedt 2007, TVT Merkblätter 131
9 Otterstedt 2007
10 Otterstedt 2012
11 Weber/Schwarzkopf 2003, Schwarzkopf 2003, Otterstedt 2007

13. ... verfügt über Kontakte zu, in der TGI spezialisierten Fachberatern, Alumni- und Supervisionsgruppen.
14. ...arbeitet in Facharbeitsgruppen zur TGI und organisiert sich im Berufsverband Tiergestützte Intervention.
15. ... informiert sich regelmäßig durch Fachpublikationen und Teilnahme an Weiterbildungsangeboten.

Im Rahmen des bestehenden Aufbaus der Professionalisierung der TGI ist es möglich, dass nicht alle der Qualitätsmerkmale regional realisierbar sind.

„Ein Fachverband wie zum Beispiel der Berufsverband Tiergestützte Therapie, Pädagogik und Fördermaßnahmen e. V. ist ein wichtiges Bindeglied zwischen Praxis und Wissenschaft, das durch die Entwicklung von Qualitätsstandards den verantwor-

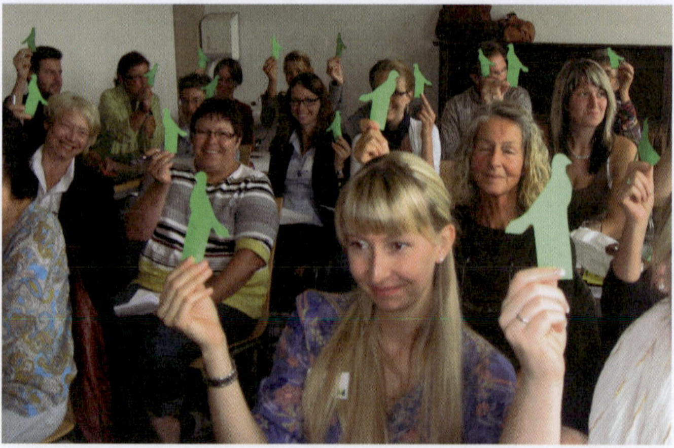

Abb. 16 Die Stärke von Qualitätsentwicklungen ist besonders groß, wenn sie von den Betroffenen selbst mitentwickelt und getragen wird. Das Positionspapier zur Haltung und zum Einsatz von Tieren in der Tiergestützten Intervention wurde von TGI-Anbietern diskutiert und durch ein eindeutiges Votum verabschiedet. (Ort: TGI-Tagung Dresden 2012)

tungsvollen Einsatz von Tieren fördert und Professionalisierung und öffentliche Anerkennung der TGI vorantreibt. Zudem ist die Interessensvertretung nach außen, Vernetzung von tiergestützt Arbeitenden, Organisieren von hochwertigen Weiterbildungen und das Bündeln gewonnener Erkenntnisse aus Wissenschaft und Praxis ein wichtiger Beitrag zur Qualität der TGI. Es wäre wünschenswert, dass möglichst viele zertifizierte Fachkräfte der tiergestützten Arbeit sich einem Fachverband anschließen, denn mit der Größe des Verbandes wächst dessen Handlungsfähigkeit." ■

Steffen van der Straeten, Heilerziehungspfleger, TGI-Fachkraft, Vorstand des Berufsverbandes Tiergestützte Therapie, Pädagogik und Fördermaßnahmen e.V.

28. Welche Intention besitzt das Positionspapier *Haltung und Einsatz von Tieren in der Tiergestützten Intervention*[12]?

Das Positionspapier „Haltung und Einsatz von Tieren im Rahmen der Tiergestützten Intervention" beschreibt das Grundverständnis, die Tierhaltung und den Tiereinsatz einer qualitativ guten und professionellen TGI-Arbeit. Es wurde im Rahmen des Workshops „Tiergestützte Intervention – förderlich und gewinnbringend, auch für Tiere?" von Vertretern der verschiedenen geistes-und naturwissenschaftlichen Disziplinen sowie der TGI-Praxis auf der Tagung „Tiergestützte Intervention im Fokus der Wissenschaften" in Dresden vom 7.–8.9.2012 diskutiert und verabschiedet. TGI-Anbieter, die ein Zeichen für qualitätsvolle Arbeit setzen wollen, unterzeichnen mit ihrem Namen das Positionspapier. Unterzeichnen kann man das Positionspapier unter www.buendnis-mensch-und-tier.de/forschung/positionspapier.

---

12 Waiblinger/Otterstedt 2013

„Qualitätssicherung ist eine der vordringlichsten Aktivitäten aller seriösen TGI-Organisationen heute, einschließlich IAHAIO, ISAAT, ESAAT und die Stiftung Bündnis Mensch & Tier. Alle arbeiten an Standards für den Menschen, die die Dienstleitungen anbieten, und für die beteiligten Tiere, damit sie zu keinem Schaden kommen. Mit dem Positionspapier ist die Stiftung Bündnis Mensch & Tier einen wichtigen Schritt näher an dieses Ziel gekommen; ein sehr nützliches Dokument!“

PD Dr. sc. Dennis C. Turner, Institut für angewandte Ethologie und Tierpsychologie, Horgen/Schweiz

29. Mit Hilfe welcher 5 Qualitätsmerkmale kann sich ein TGI-Anbieter präventiv am besten schützen, um möglichen Vorwürfen bzgl. Zoonosen, Unfallgefährdung oder unsachgemäßer Haltung des Tieres professionell begegnen zu können?

- Hygieneplan (s. Frage 34)
- Regelmäßige tierärztliche Betreuung
- Führen einer Tierbestandsdokumentation (s. Frage 30)
- Versicherungsnachweise (Haftpflichtversicherung mit Vermerk zum TGI-Einsatz, Betriebshaftversicherung wenn Praxis- oder Hofräumlichkeiten vorhanden sind)
- Sachkundenachweise zu der eingesetzten Tierart

30. Welche Funktionen haben Kennzeichnung und Dokumentation von Tieren?

Das Führen einer differenzierten Dokumentation mit einem aktuellen Überblick über alle Tiere, die gehalten werden und sich im TGI-Einsatz befinden, ist Bestandteil einer professionellen Tierhaltung. Eine kontinuierliche Führung der Dokumentation ist für die Organisation der Tierhaltung, die tierärztliche Begleitung und die amtstierärztlichen Kontrollen hilfreich, bzw. bei meldepflichtigen Tierarten vorgeschrieben. Den aktuellen Stand der Meldepflicht kann man im regionalen Veterinäramt anfragen. Eine Kennzeichnung und eine genaue Beschreibung jedes einzelnen Tieres sind im Sinne des präventiven Tierschutzes für eine Identifikation des Tierindividuums förderlich bzw. rechtlich obligatorisch.

„Mit Hilfe einer differenzierten und sorgfältig geführten Dokumentation ist der Einblick in den aktuellen Status eines jeden, im Bestand des TGI-Anbieters lebenden Tierindividuums jederzeit abrufbar. Dies ist sehr hilfreich, sowohl zur Eigenkontrolle, als auch zum Nachweis gegenüber Behörden, Einrichtungen und Versicherungen. TGI-Anbieter sind ihren Klienten gegenüber verpflichtet, insbesondere im Hinblick auf deren Sicherheit und Unversehrtheit, stets die nötige Sorgfalt walten zu lassen."

Dr. Viktoria Roloff, Tierärztin, Fachberaterin für Tierhaltung und Gesundheitsmanagement

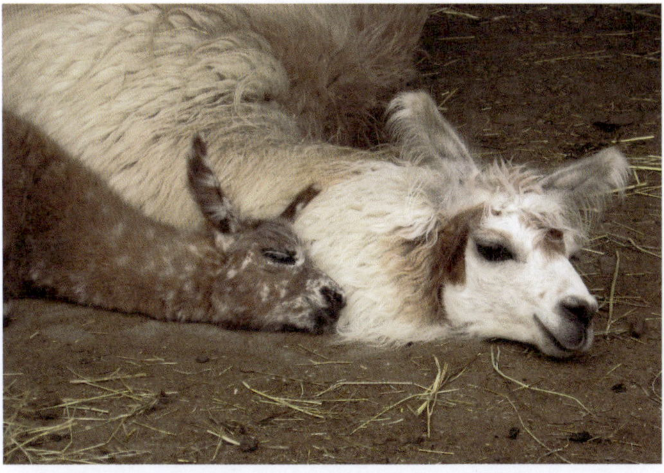

Abb. 17 Diese Lama-Stute und ihr Jungtier sind beim regionalen Veterinäramt und im europäischen Neuweltkameliden-Melderegister gemeldet (www.lareu.org). Die Tierdokumentation begleitet das Jungtier weiter durch das Leben, auch wenn es ein neues Zuhause gefunden hat.

31. Welche Inhalte sollte eine Tierbestandsdokumentation aufweisen?

Eine Dokumentation meldepflichtiger Tierarten, wie z. B. Hühner, Pferde, Schafe und Ziegen, Neuweltkameliden, Schweine, Rinder sind verbindlich vorgeschrieben. Artspezifische Dokumentationsvorlagen sind in den regionalen Veterinärämtern und über das Internetportal www.hi-tier.de zu erhalten. Auch für die nicht meldepflichtigen Tierarten ist es förderlich, eine Dokumentation nach Tierarten anzulegen und in drei artspezifische Themenbögen zu gliedern. Beispiele für Dokumentationsbögen für nicht-meldepflichtige Tierarten (Otterstedt 2007, Roloff 2015):

Bestandsbogen
- Fortlaufende Nr.
- Name
- Datum des Zugangs
- Herkunftsbestand
- Kennzeichen
- Datum der Geburt
- Rasse
- Geschlecht
- Form des TGI-Einsatzes
- Datum des Abgangs und Grund

Prophylaxebogen
- Datum
- Name
- Impfung
- Kotprobe/Ergebnis
- Wurmkur
- Ektoparasiten
- Wiederholungsbehandlung

Medizinalbogen
- Datum
- Name

- Symptomatik
- Tierärztliche Untersuchung
- Probenentnahme
- Diagnose
- Behandlung

32. Welche Funktion besitzt ein Konzept zur TGI-Arbeit?

Ein schriftliches Konzept bezieht sich auf die spezifische Arbeit des TGI-Anbieters. Es ist Grundlage der professionellen TGI-Arbeit, ihrer internen Vorbereitung, Reflexion und Weiterentwicklung sowie ihrer Kommunikation nach außen.

33. Welche Inhalte sollte ein Konzept aufweisen?

1. Einleitung
2. Zielsetzung
3. Methodik
   3.1. Zielgruppe
   3.2. Detaillierte Vorstellung der Tiere
   3.3. Planung und methodische Durchführung der TGI
   3.4. Zeitliche und räumliche Aspekte der TGI
4. Wesentliche Voraussetzungen
   4.1. Hygiene und Hygieneplan
   4.2. Tierschutz
   4.3. Vorbereitung der Mitarbeiter
   4.4. Versicherung
   4.5. Finanzierung & Honorarbeispiele
   4.6. Genehmigung durch Aufsichtsbehörden, zertifizierte Qualifikationen
5. Zusammenfassung der Argumente für den TGI-Einsatz
6. Literatur
7. Adressen

Detaillierte Hinführung zum Schreiben eines Konzepts (siehe Anhang).

34. Welche Inhalte sollte ein Hygieneplan berücksichtigen[13]?

- Einleitung zum TGI-Einsatz
- Ansprechpartner (Hygienebeauftragter)
- Rechtsgrundlagen
- Dokumentation und Gesundheitszeugnis des Tieres
- Räumliche Zugangsbeschränkung (z. B. Zugang zur Küche)
- Anforderung an das Personal (z. B. Information zum Umgang mit dem Tier)
- Reinigung und Desinfektion

„Hygiene ist heute kein Hinderungsgrund, Tiere im Rahmen der professionellen TGI z. B. in Kliniken einzusetzen, wenn dies nach einer Risikobewertung durch Krankenhaushygieniker erfolgt, die den Abwehrstatus der Patienten berücksichtigen. Ein Hygieneplan für professionell arbeitende TGI-Anbieter berücksichtigt Klienten- und Personalschutz sowie das Wohl der eingesetzten Tiere. Er enthält Indikationen und Kontraindikationen, ggf. Haltungsbedingungen und Reinigungsmaßnahmen für Tierlager, Trink- und Futtergefäße, Impfschutz für das Tier, Parasitenprävention und die Händehygiene für Personal und Klienten, aber auch ein Hinweis auf typische Zoonosen kann nicht schaden."

PD Dr. med. Andreas Schwarzkopf, Facharzt für Mikrobiologie und Infektionsepidemiologie, Hygienesachverständiger

13 Otterstedt 2007, Schwarzkopf 2003, Weber/Schwarzkopf 2003

35. Welche praktischen Handlungen gibt es, um Unfälle in der TGI-Arbeit zu vermeiden und wie ist zu handeln, wenn es zu einem Unfall gekommen ist?

Prävention:

- Beim ambulanten Einsatz: Räumlichkeiten vor Ort besichtigen, vor dem Einsatz Raum nach evtl. Tabletten oder Essensresten absuchen.
- Leckerli mitnehmen, statt den Klienten zu erlauben, eigenes Essen an die Tiere zu verfüttern.
- Kein Tierkontakt bei offenen Wunden oder Krankheiten bei Mensch oder Tier.
- Das Tier ist gut gehalten und gesund.
- Der Umgang und die Kommunikation zwischen Mensch und Tier werden vermittelt, Übergriffe werden vermieden.

Ist eine **Verletzung** im TGI-Einsatz geschehen bzw. wird im nachhinein von einer Verletzung berichtet, ist es förderlich, wie folgt zu verfahren:

- Im akuten Geschehen sollte der TGI-Anbieter unbedingt darauf hinweisen, dass die Wunde desinfiziert und versorgt werden muss. Wenn nötig kann er die Versorgung selber unterstützen.
- Ein Protokoll des Geschehens aus der Perspektive des TGI-Anbieters sowie aus der Perspektive des Geschädigten (z. B. Klient, Mitarbeiter einer Einrichtung) und des Veranstalters sollte erstellt werden.
- Ist eine ärztliche Versorgung notwendig, geht der Arztbericht an den Veranstalter (z. B. Arbeitgeber, Einrichtung).
- Nur wenn ein Verschulden von Seiten des TGI-Anbieters oder ein Übergriff von Seiten des Tieres vorliegt, kann sich die Versicherung des Veranstalters mit der Tier-Haftpflichtversicherung des TGI-Anbieters in Verbindung setzen.

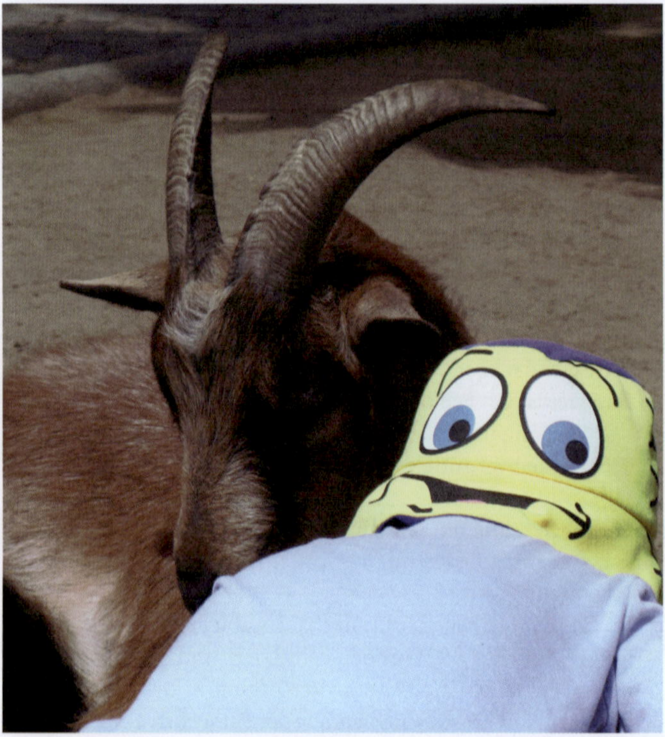

Abb. 18 Abgelenkt im Spiel mit dem Tier können unabsichtlich Verletzungen passieren. Wichtig ist, dass der TGI-Anbieter über richtiges Verhalten informiert und vorausschauend umsichtig eingreift, um Klient und Tier zu schützen. (Ort: Streichelgehege Tierpark Berlin)

36. Wie kann man seine eigenen Ressourcen achten und mehr Sicherheit erlangen?

- Artspezifische Kostenpläne zur Tierhaltung in die Planung der Tierhaltung einbeziehen.
- Finanzielle Rücklagen bilden.
- Tragfähige personelle Vertretung aufbauen.

- Zeitliche Reserven schaffen.
- Angebote nur dann annehmen, wenn dies finanziell, personell sowie zeitlich realistisch ist.
- TGI-Einsätze nach den Talenten von Mensch und Tier umsetzen.
- Ausreichend Ausgleich für Mensch und Tier schaffen, damit ein langfristiger TGI-Arbeitseinsatz möglich bleibt.
- Im Krankheitsfall die Erholung abwarten, um Klienten nicht anzustecken und Mensch und Tier im Einsatz nicht zu überfordern.
- Gute Organisationsstrukturen aufbauen, Rituale der Motivation, Konzentration und Entspannung schaffen.
- Sich dort frühzeitig Hilfe holen, wo die Grenzen der eigenen Talente oder zeitliche Ressourcen ausgeschöpft sind.
- Es ist günstig, sich frühzeitig einen regionalen Kollegenkreis aufzubauen, um sich gegenseitig bei Urlaub und Krankheit evtl. unterstützen und vertreten zu können.

„Während der TGI-Intervention muss ich als Anbieter stets präsent, dem Tier und dem Menschen gegenüber aufmerksam und zugewandt sein, Kontakte zwischen ihnen herstellen: Das erfordert Kraft.

So muss ich Sorge tragen, dass meine Kraft verfügbar ist, muss also nicht nur das Wohlergehen der Tiere, sondern auch mein eigenes Wohlergehen während der Arbeit im Auge haben. Das ist nicht immer ganz leicht, wenn man als selbständiger TGI-Anbieter neben einer qualitätsvollen TGI-Arbeit auch Stall- und Büroarbeiten erledigen, Ställe pflegen, die Tiere gesund- und ausgebildet erhalten und eine wirtschaftlich sinnvolle Anzahl von Aufträgen wahrnehmen will."

Kristina Heilmann, Pädagogin, Psychomotorikerin, TGI-Fachkraft, Hollerhof

7 Grundlagen der Tiergestützten Intervention

Die Grundlage zur TGI fördert das Verständnis auf welcher fachlichen Grundlage Tiere im Rahmen der Begleitung von Menschen eingesetzt werden. Die geistes- wie naturwissenschaftlichen Grundlagen werden aus folgenden Fachbereichen zusammengestellt: Verhaltensbiologie, Psychologie, Human- und Veterinärmedizin, Ethik, Pädagogik, Sozialwesen, Kommunikations-, Kultur- und Religionswissenschaften (Olbrich/Otterstedt 2003, Otterstedt 2012a).

37. Welche Talente des TGI-Anbieters sind förderlich in Bezug auf seine eigene Person?

- Gereifte Empathiefähigkeit
- Humor und Spielfreudigkeit
- Achtsamkeit gegenüber eigenen Bedürfnissen, Grenzen und Talenten, Verantwortung gegenüber den eigenen Ressourcen.
- Hohe eigene Motivationsfähigkeit
- Klarheit in der eigenen Kommunikation und Organisation.
- Interesse, sein eigenes Verhalten immer wieder zu reflektieren und weiterzuentwickeln.

38. Welche Talente des TGI-Anbieters sind förderlich in Bezug auf Klienten?

- Die Würde des Menschen als unabdingbares Selbstverständnis achten
- Interesse am Verhalten von Menschen
- Aneignen von Sachkenntnissen z. B. zu bestimmten Krankheitsbildern, Lebensformen, Kommunikation etc.
- Praktische Erfahrungen mit den Klienten in Hospitationen
- Liebenswertes und Talente in der Persönlichkeit des Klienten erkennen können

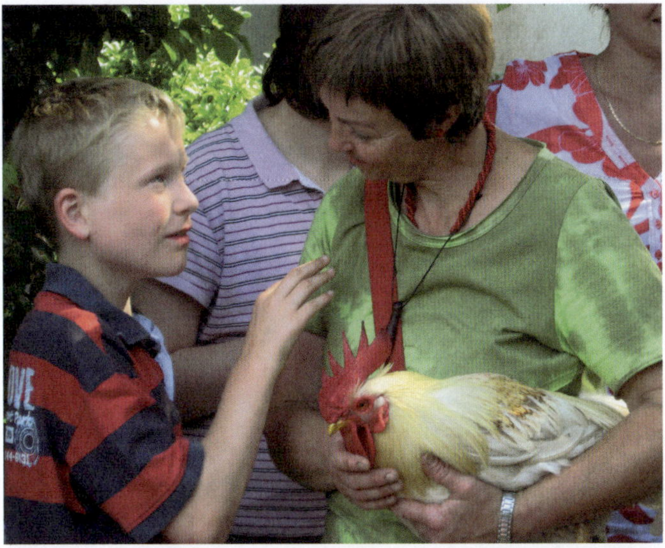

Abb. 19 Lebens- und Berufserfahrung helfen dem TGI-Anbieter fachlich und professionell angemessen zu handeln, sich empathisch auf das Geschehen und vor allem auf die Bedürfnisse von Tier und Mensch einzulassen. (Ort: TGF-Angebot *Tiere helfen*, Niedersachsen)

- Freude an der Interaktion und der Arbeit mit Menschen
- Freude an einer klientenspezifischen Kommunikation
- Zuverlässigkeit und Verantwortung gegenüber dem Klienten, Verbindlichkeit von Vereinbarungen
- Talent, Menschen zu motivieren
- Bereitschaft, Verantwortung im TGI-Einsatz zu übernehmen, aber die Begegnung zwischen Tier und Klient nicht notwendigerweise zu forcieren

39. Welche Talente des TGI-Anbieters sind förderlich in Bezug auf das Tier?

- Die Würde des Tieres als unabdingbares Selbstverständnis achten
- Interesse am Verhalten von Tieren
- Ausdrucksweisen und andere Sachkenntnisse erwerben
- Liebenswertes und Talente in der Persönlichkeit des Tieres erkennen können
- Freude an der Interaktion und der Arbeit mit Tieren
- Freude an einer artspezifischen Kommunikation
- Zuverlässigkeit und Verantwortung gegenüber dem Tier, Schutz des Tieres
- Talent, Tiere zu motivieren

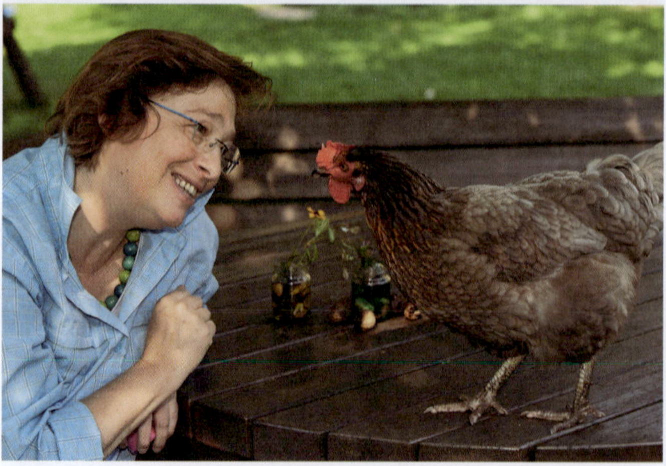

Abb. 20 Wenn wir unseren tierlichen Kollegen in der TGI gerecht werden wollen, dann ist es förderlich, sich selber für einen speziesübergreifenden und authentischen Dialog zu öffnen. Das Gespräch mit dem Tier findet auf Augenhöhe statt. Es gilt, das Interesse für einander wach zu halten und Begegnungen interessant zu gestalten. (Ort: Begegnungshof *Stadtteilfarm Huchting*, Bremen)

- Freude am Übersetzen von tierlichen Bedürfnissen und an einer Beziehungsanbahnung zwischen Klient und Tier

40. Welche beruflichen Voraussetzungen sollte der TGI-Anbieter mitbringen?

- Entsprechend seiner Arbeitsweise sollte der Anbieter eine berufliche Qualifikation besitzen.
- Eine mehrjährige Berufserfahrung sichert einen methodischen fachspezifischen Erfahrungsschatz, der für eine professionelle TGI unentbehrlich ist.
- Weiterbildung und qualifizierten Abschluss zur Fachkraft für Tiergestützte Intervention

41. Wie kann der TGI-Anbieter seinen Qualitätsstandard halten?

- Einsatzdokumentation und -reflektion
- Jährliches Reflektieren der eigenen methodischen Arbeit und evtl. Anpassung des Konzeptes
- Hospitation bei Kollegen
- Teilnahme an Supervisionsgruppen
- Mitarbeit in Facharbeitskreisen
- Teilnahme an Weiterbildungskursen zur Tierhaltung, -training, TGI
- Teilnahme an Kongressen zu neuen Forschungserkenntnissen
- Information durch Fachzeitschriften und Engagement im Fachverband

42. Welche Voraussetzungen werden an den Interessenten gestellt, der eine Weiterbildung zur TGI-Fachkraft beginnen möchte?

- TGI-Weiterbildungsinstitute sind aktuell keine Ausbildungsinstitute.
- Sie setzen vielmehr eine berufliche Ausbildung und Erfahrung in pädagogischen, sozialen, therapeutischen o. a. Bereichen voraus.

- Dies schließt auch die Kenntnis und Erfahrung der Arbeit mit berufsspezifischen Fachmethoden ein, sowie eine differenzierte Reflexionsfähigkeit, welche spezielle Fachmethoden für den Einsatz von Tieren geeignet sind.
- Erfahrungen in der Haltung von Tieren und im Umgang mit ihnen ist vorteilhaft, wie auch ein Interesse für die Kommunikation und die Arbeit mit Menschen grundlegend ist.

43. Welchen Nutzen haben TGI-Weiterbildungskurse?

Es ist förderlich sich als Fachkraft für Tiergestützte Intervention zertifizieren zu lassen, da immer mehr Klienten nach einer Qualifizierung fragen. Im Rahmen einer mindestens 1-jährigen Weiterbildung können neue Erkenntnisse erlangt werden. In Praktika lernt man die Arbeit erfahrener Kollegen kennen, es ist Raum für die Reflexion der eigenen Arbeit und es besteht die Möglichkeit, kollegialen Austausch zu pflegen.

44. Welche Bausteine sollten in einer guten TGI-Weiterbildung erkennbar sein?

- Mind. 1 Jahr (mind. 225 Stunden, vgl. a. ISAAT und ESAAT)
- Theorie- und Praxisblöcke
- Hospitationen (mind. 1 Woche)
- Schriftliche und mündliche Prüfungen
- Günstig: Analyse und Diskussion von Video-Übungen
- Günstig: Praxisprüfung
- Dozenten, die TGI-Erfahrung in Theorie und Praxis besitzen.
- Inhalte: Theoretische Grundlagen, Methodenvermittlung, Organisation und Praxis des TGI-Einsatzes, Sachkunde zur Tierhaltung, Tiertraining
- Es wäre wünschenswert, wenn in Zukunft TGI-Weiterbildungsinstitute bereits Vorbereitungskurse zur Sachkunde nach § 11 integrieren würden, so dass die TGI-Anwärter im Anschluss an ihre Weiterbildung auch Prüfungen zur artspezifischen Sachkunde vor den Veterinärämtern ablegen können.

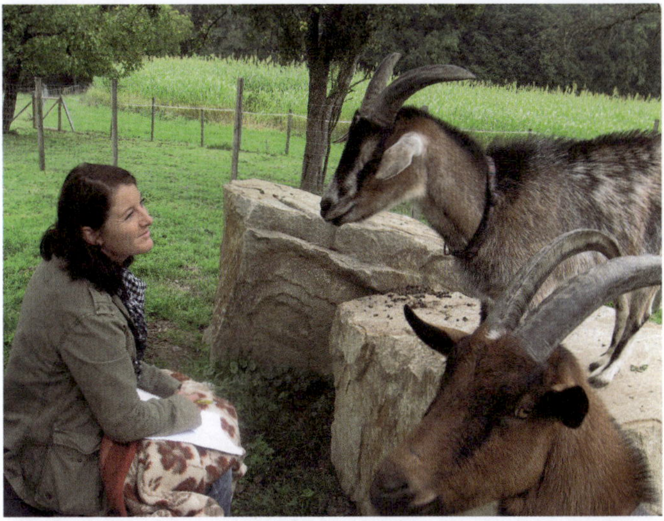

Abb. 21 Neben theoretischem Grundlagenwissen ist es wichtig, in TGI-Weiterbildungen auch methodische Praxiseinheiten zu vermitteln. Beobachtungen von Tierverhalten geben den Teilnehmern beispielsweise die Möglichkeit ihr eigenes Zeitmanagement zu reflektieren, Verhaltensbeobachtungen zu diskutieren und methodische Alternativen für die eigene TGI-Arbeit kennenzulernen.

45. Welche Bedeutung hat die Hypothese der Biophilie in Bezug auf die TGI?

Die Biophilie-Hypothese[14] ist eine Theorie, die die Affinität des Menschen zu unterschiedlichen Lebensformen und Lebensräumen beschreibt. Das evolutionsbiologische Erklärungsmodell zeigt auf, dass Menschen durch die stetige Auseinandersetzung mit ihrer natürlichen Umwelt eine besondere Aufmerksamkeit zeigen. Die Aufmerksamkeit auf die natürliche Umwelt schließt Tiere mit ein und fördert so, dass Menschen sich von ihnen besonders angezo-

14 Edward O. Wilson 1984, Kellert 1993, Olbrich/Otterstedt 2003

gen fühlen. Dies kann als einer von vielen Gründen für Effekte im Rahmen der TGI gewertet werden.

„Über Millionen von Jahren des Zusammenlebens in der Natur hat sich eine Affinität von Menschen und von Tieren zu all den Formen des Lebens und zu den Habitaten und Ökosystemen entwickelt, die gegenseitige Beachtung, vor allem Kooperation innerhalb und zwischen Spezies, ermöglichen. Die evolutionär entwickelte Biophilie ist heute nach wie vor im Erleben und Verhalten beobachtbar, ist in empathischen Beziehungen zwischen Menschen und Tieren auch neurobiologisch nachweisbar."

Prof. Dr. Erhard Olbrich, Professor für Psychologie i. R.

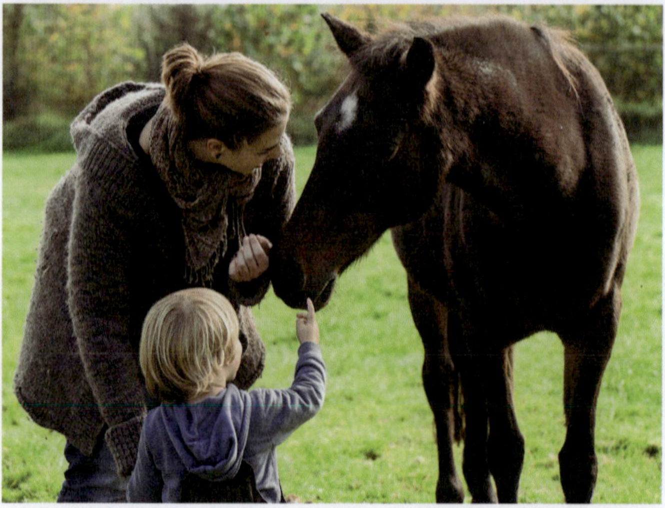

Abb. 22 Sich zuwenden und dem Gegenüber vertrauen. Mit leisen Worten und achtsamen Gesten dem Tier begegnen. Der erfahrene TGI-Anbieter lässt der Begegnung ihren Raum, nicht ohne achtsam das Geschehen zu verfolgen. Ein anschießender Austausch über das Erlebte kann Gefühle nachhaltig verankern helfen und ermöglicht bei Bedarf, Fragen zum Tierverhalten und zum Umgang mit dem Tier zu erörtern.

46. Welche Bedeutung hat das Modell der Salutogenese in Bezug auf die TGI?

Salutogenese (Antonovsky 1997) beschreibt im Gesundheitswesen u. a. eine Sichtweise, die sich auf die Wechselwirkung von Entstehung und Erhaltung von Gesundheit bezieht. Gesundheit ist im Sinne der Salutogenese kein IST-Zustand, sondern ein fortwährender Prozess.
Ausgehend davon, dass jeder Mensch nicht ausschließlich gesund oder ausschließlich krank ist, vielmehr sich Zeit seines Lebens in einem Prozess der individuellen Gesundung befindet, unterstützt dieses Denkmodell die Sicht, dass in der TGI-Arbeit nicht defizitorientiert gearbeitet wird, sondern der Prozess des Gesundwerdens des Klienten und seine selbstbezogene Fähigkeit des fortwährenden Gesundungsprozesses unterstützt und gefördert werden.
Ohne die in der Biophilie-Hypothese dargestellte Wirkung der Hinwendung zu Mitgeschöpfen und den natürlichen Lebensraum würde das Modell der Salutogenese im Rahmen der Tiergestützten Intervention nicht wirksam werden können.

„Das institutionalisierte Medizinsystem, die Pharma- und Geräteindustrie, sie nutzen faszinierende Techniken zur Diagnose von körperlichen Dysfunktionen, setzen professionell und gezielt chemische und instrumentelle Mittel zur Bekämpfung von pathologischen Prozessen ein, dies alles mit großem Engagement und hoher Effizienz: Aber damit stellen sie noch nicht Gesundheit her.

In der Tiergestützten Therapie helfen wir ohne Pharmaka, ohne chemische oder chirurgisch-instrumentelle Techniken: Wir unterstützen Salutogenese, stärken und fördern komplexe natürliche Prozesse zur Gesundung und zur Gesunderhaltung. Das sind Prozesse, die nicht nur die Abwesenheit von Krankheit erstreben, sondern – so die Definition der WHO von 1998 – die ein physisches, zugleich aber auch ein mentales, ein soziales und spirituelles Wohlbefinden ermöglichen. Dabei nutzt Salutogenese die Effekte eines

Systems von natürlichen restitutiven Prozessen des Organismus; sie greift Beiträge aus seiner sozialen und ökologischen Umgebung auf und lässt eine ruhige, vertraute Verbundenheit der Person mit ihren körperlichen ebenso wie mit kognitiven, emotionalen und sozialen Prozessen erfahren.“ ■

Prof. Dr. Erhard Olbrich, Professor für Psychologie i. R.

47. Was versteht man unter Ich-Du-Beziehung und welche Bedeutung hat sie für die TGI?

Nach Martin Buber (Buber 1984; Olbrich/Otterstedt 2003) bildet der Mensch seine Identität vor allem in Beziehung zu seiner Umwelt: Ich-Es-Beziehung (gegenüber Gegenstände) und Ich-Du-Beziehung (gegenüber Mitgeschöpfen). Die Ich-Du-Beziehung basiert nach Buber auf wahrhaftigen, authentischen Begegnungen und Dialogen, setzt eine Beziehungs- und Empathiefähigkeit des Menschen voraus. Für die TGI-Arbeit ist die Ich-Du-Beziehung wesentlicher Bestandteil des Gelingens.

48. Wie ist die korrekte Fachbezeichnung für das Tier, das in der TGI eingesetzt wird?

Das Tier bleibt auch im TGI-Einsatz in erster Linie *Tier.* Die sachlich korrekte Bezeichnung ist TGI-Begleittier, bzw. entsprechend der Tierart und des Einsatzbereiches z. B. Therapiebegleithund, Schulhund.

Die Bezeichnungen „Therapiehund“ oder „Co-Therapeut“ sind sachlich falsche Begriffe, die assoziieren, das Tier hätte eine Ausbildung absolviert, die ihn dazu befähigt auf Grund seines Handelns einen Therapeuten zu ersetzen. Diese Begriffe wurden bisher vorrangig zur Emotionalisierung des Themas, aus Werbezwecken angewendet oder um dem Tier eine Bedeutung zuzusprechen, welches das Tier an sich aber eben gar nicht benötigt. Das Tier wirkt durch seine individuellen tierlichen Qualitäten.

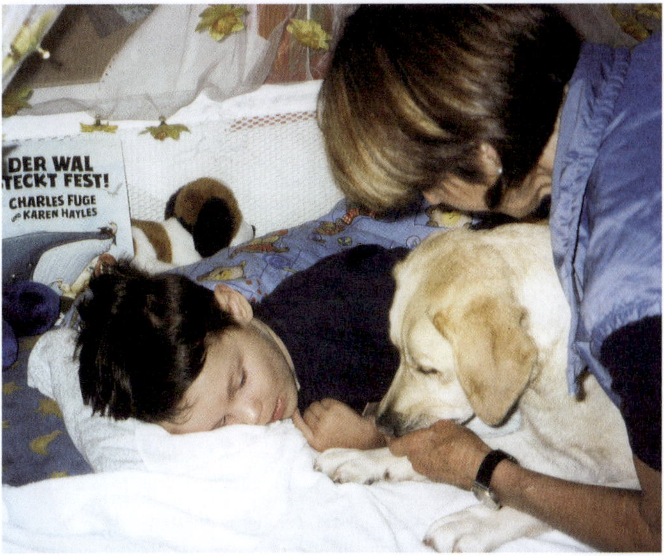

Abb. 23 Ein Hund im TGI-Einsatz bleibt ein *Hund*. Wenn Tiere speziell für ihre Einsätze vorbereitet werden, wie z. B. hier ein Hund beim Besuch einer Kinder-Rehastation, dann ist ihre korrekte Bezeichnung: Therapie*begleit*hund. (Ort: Rehabilitationszentrum Affoltern am Albis, Schweiz)

49. Welche tierschutzrelevanten Effekte werden in der TGI-Triangel dargestellt?

Im Rahmen der TGI entstehen komplexe Interaktionen zwischen Mensch und Tier. Mit Hilfe des Triangel-Modells können diese komplexen Interaktionen sichtbar gemacht werden (Otterstedt 2007). Das Modell hilft, zu erkennen, welche Herausforderungen die TGI-Arbeit an alle Beteiligten stellt.

Menschen wie Tiere nehmen aktiv wie passiv stetig an einer Interaktion teil und werden dadurch gefordert. Die Kenntnisse zu komplexen Interaktionen im TGI-Prozess sind somit tierschutzrelevantes Wissen und eine Prävention gegen Überforderung von Mensch und Tier.

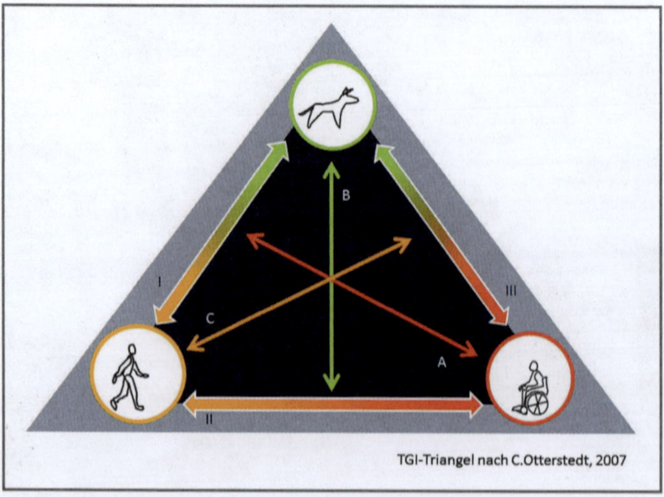

Abb. 24 TGI Triangel: Die Komplexität der tiergestützten Arbeit wird anhand dieses Triangel-Modells der Interaktionen besonders gut erkennbar. Unter Frage 51 hilft ein Beispiel aus der Praxis das Triangel-Modell nachzuvollziehen.

50. Welche zwei Interaktionsebenen entstehen aus der Sicht des TGI-Anbieters in der Begegnung zwischen dem Tier und dem Klienten?

Es bestehen zwei verschiedene Ebenen der Interaktion:

- **Aktive Interaktion I**: Der TGI-Anbieter interagiert aktiv verbal und nonverbal mit dem Tier. Der aktive Dialog kann sowohl vom TGI-Anbieter wie auch vom Tier ausgehen. Der TGI-Anbieter ist sich bewusst, dass eine artgemäße und klare Interaktion mit dem Tier Grundlage für eine effektvolle TGI und Vorbild für den Klienten ist.
- **Aktive Interaktion II**: Der TGI-Anbieter interagiert aktiv verbal und nonverbal mit dem Klienten. Der aktive Dialog kann sowohl vom TGI-Anbieter wie auch vom Klienten ausgehen. Der TGI-Anbieter ist sich bewusst, dass eine zielgruppenspezi-

fische Interaktion mit dem Klienten ein wichtiger Bestandteil der Vertrauensbildung und der gelingenden TGI ist.

- **Aktive Interaktion III**: Der Klient interagiert aktiv verbal und nonverbal mit dem Tier. Der aktive Dialog kann sowohl vom Klienten als auch vom Tier ausgehen. Der TGI-Anbieter ist sich bewusst, dass die aktive Interaktion zwischen Klient und Tier besonders gut gelingt, wenn er dem Klient und dem Tier Raum zur Entwicklung lässt, aber dort frühzeitig interveniert, wo Missverständnisse überwunden oder Schaden verhindert werden können.

- **Passive Interaktion A**: Der Klient reagiert auf die Interaktion zwischen dem Tier und dem TGI-Anbieter. Der TGI-Anbieter ist sich bewusst, dass sein Verhalten gegenüber dem Tier vom Klienten wahrgenommen wird und auf die Vertrauensbildung zwischen TGI-Anbieter, Klient und Tier unmittelbar wirkt.
- **Passive Interaktion B**: Das Tier reagiert auf die Interaktion zwischen dem TGI-Anbieter und dem Klienten. Der TGI-Anbieter ist sich bewusst, dass sein Tier die Interaktion zwischen ihm und dem Klienten (z. B. emotionale Stimmung) wahrnimmt und entsprechend reagiert.
- **Passive Interaktion C**: Der TGI-Anbieter reagiert auf die Interaktion zwischen dem Tier und dem Klienten. Der TGI-Anbieter sichert über die Beobachtung sowohl das Wohl von Tier als auch Klient und kann so wertvolle Erkenntnisse für eine gezielte Förderung des Klienten gewinnen.

51. Wie kann die TGI-Triangel am Beispiel eines praktischen TGI-Einsatzes mit einem Hund dargestellt werden?

TGI-Anbieterin Frau Müller besucht mit Hund Felix den Senior Herrn Bachmann.

- **Aktive Interaktion I:** Frau Müller und Hund Felix betreten den Raum, in dem Herr Bachmann auf den TGI-Einsatz wartet. Frau Müller interagiert mit Felix.

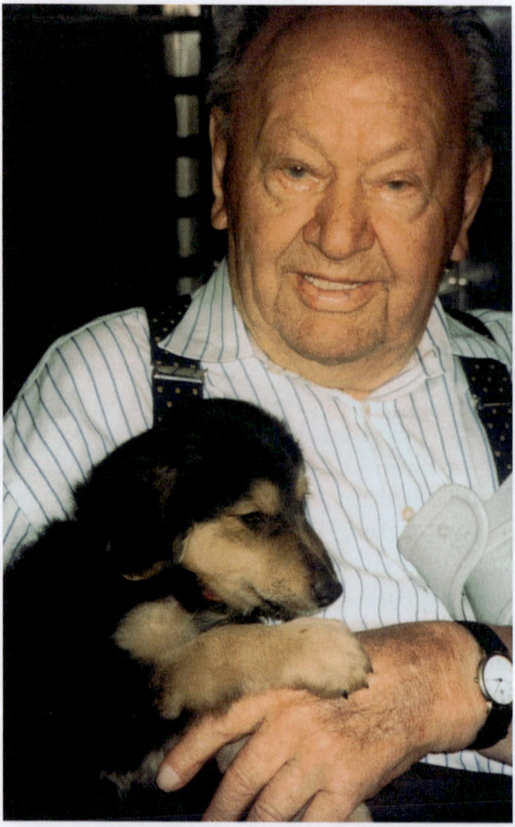

Abb. 25 Die Interaktion zwischen TGI-Anbieter, Klient und Tier kann sich am besten entfalten, wenn das Tier nicht nur präsentiert und auf dem Schoß gehalten wird, sondern Tier und Mensch sich Freiräume, Nähe und Kontaktmomente selber wählen dürfen.

- **Passive Interaktion A:** Herr Bachmann beobachtet wie Frau Müller mit dem Hund kommuniziert und wie dieser darauf reagiert. Er kann sich ein Bild davon machen, ob Frau Müller und Hund Felix eine gute Beziehung haben und sich verstehen.

Dies bildet die Grundlage für Sicherheit in Bezug auf seine Interaktion mit Frau Müller und Hund Felix. Die Signale, die dabei von Herrn Bachmann ausgehen (z. B. entspannte, angespannte Körperhaltung, verbale Äußerungen) sind wichtige Hinweise für Frau Müller, um eine Interaktion zwischen Herrn Bachmann und Hund Felix vorzubereiten.

- **Aktive Interaktion II:** Frau Müller geht in nonverbaler und verbaler Beziehung zu Herrn Bachmann, z. B. durch die Begrüßung, das Vorstellen von Hund Felix und weitere Gesprächsangebote. Herr Bachmann reagiert auf das Dialogangebot.
- **Passive Interaktion B** Hund Felix beobachtet diese Interaktion und nimmt die Stimmung auf.
  Frau Müller registriert die Stimmung des Hundes und variiert entsprechend ihre Interaktion gegenüber Herrn Bachmann. Sie kann z. B. dem Hund Felix noch Zeit geben, um sich zu orientieren und den Zeitraum der Begrüßung selber zu wählen.

- **Aktive Interaktion III:** Herr Bachmann geht in Interaktion mit Hund Felix. Er spricht ihn nonverbal und verbal an. Hund Felix reagiert auf das Dialogangebot.
- **Passive Interaktion C:** Frau Müller beobachtet die Interaktion zwischen Herrn Bachmann und Hund Felix. Sie wird sich darüber ein Bild machen, ob sie beiden ihren Raum lässt oder evtl. weiter motiviert, unterstützt, die Situation übersetzt oder auch ein ungünstiges Verhalten unterbindet und bessere Wege der Interaktion aufzeigt.

52. Welche Bedeutung hat die TGI-Triangel für die Qualitätssicherheit der TGI-Praxis?

- Die Triangel macht bewusst, wie groß die Anforderung an alle Beteiligten ist, die Interaktionen der anderen Dialogpartner wahrzunehmen und entsprechend zu handeln (z. B. Schutz des Tieres, Schutz des Klienten). Dies potenziert sich mit weiteren Klienten und Tieren und stellt daher eine große Herausforderung an den TGI-Anbieter dar, insbesondere in der Arbeit mit Klientengruppen und mehreren Tierindividuen.

- Die TGI-Triangel ist somit ein wichtiges Instrument der Reflexion, insbesondere in Hinsicht der Unfallprävention und der Ressourcensicherung.

„Die äußere Triangel hilft uns, dass wir uns der Interaktionen zwischen den einzelnen Akteuren bewusst werden und die innere Triangel zeigt, dass die Interaktion von ganz vielen Faktoren abhängig ist. Man kann zwar viel im Vorfeld planen, aber im Prozess muss man auf Grund der eigenen TGI-Praxiserfahrung immer methodisch flexibel sein, um dem Tier und dem Klienten gerecht zu werden. Die große Herausforderung liegt in dem achtsamen Umgang mit Tier und Mensch ohne das Tier zu instrumentalisieren.“

Edeltraud Harms, Erzieherin, TGI-Fachkraft

8 Kriterien zur Wahl des Tieres

53. Welche Tierarten sind besonders gut im Rahmen der TGI einsetzbar?

- Heimische Heim- und Nutztiere sind an die Region, das Klima und die Nahrung angepasst und können artgemäß gehalten werden. Heimische Tierarten bieten eine wichtige Brücke zu biographischen Erlebnissen im Zusammenleben mit Tieren.

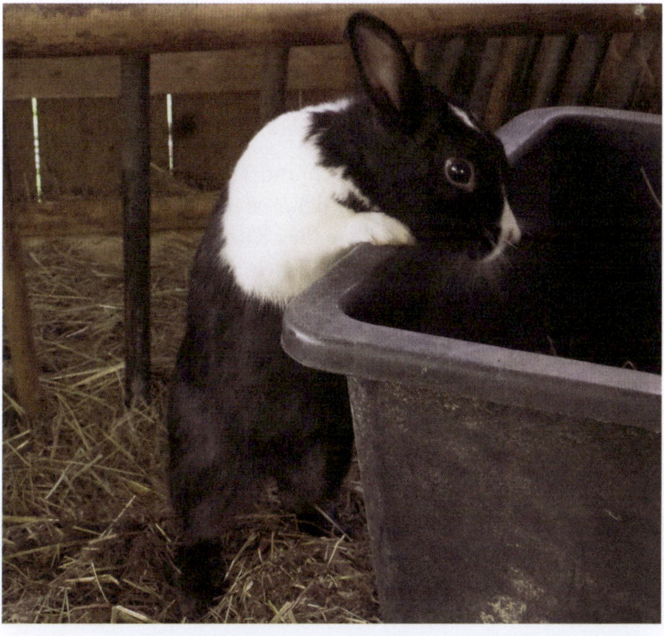

Abb. 26 Neugierige Tierpersönlichkeiten zeigen nicht selten auch Interesse am Kontakt mit fremden Menschen und neuen Kontakträumen. Die Tierwahl orientiert sich an der Arbeitsweise des TGI-Anbieters, den Einsatzorten und der Zielgruppe, nicht zuletzt aber auch an den zeitlichen und wirtschaftlichen Möglichkeiten, den Tieren eine artgemäße Haltung bieten zu können. (Ort: *Menschen brauchen Tiere*, Bayern)

- Entscheidend bei der Wahl des geeigneten Tieres ist aber nicht allein die Tierart, sondern vielmehr das Tierindividuum und sein spezielles Wesen.

54. Wie trifft man die richtige Tierwahl?

Es ist zu berücksichtigen, dass der TGI-Anbieter …

- … das Tier ausreichend finanziell wie zeitlich unterstützen kann.
- … ausreichende Ressourcen besitzt, um mit dem Tier eine kontinuierliche Beziehungsarbeit sowie behutsames Training als Vorbereitung auf den Einsatz durchführen und kontinuierlich Ausgleichsangebote zum Arbeitseinsatz für das Tier anbieten zu können.

„Beziehung zwischen Mensch und Tier schafft ein Vertrauensverhältnis, welches nicht nur den Tieren Sicherheit gibt, diese Beziehungsqualität wird auch von den Klienten als eine Möglichkeit erfahren, wie man Beziehung leben kann, d.h. sie beziehen die Qualität dieser Beziehung auf sich selbst. Insofern sind Methoden für das Tier-Training und für den tiergestützten Einsatz, welche die Grundlage eines humanistischen Weltbilds möglichst weitgehend verwirklichen, zu empfehlen: Methoden, in denen die Tiere Raum erfahren für ihr So-Sein, ihre Individualität und ihr Besonders-Sein. Im Rahmen einer qualitätsvollen TGI-Arbeit sind methodische Ansätze so zu wählen, dass sie den Ansprüchen von Mensch und Tier genügen."

Bibi Degn, Pädagogin, Die Tiere Akademie

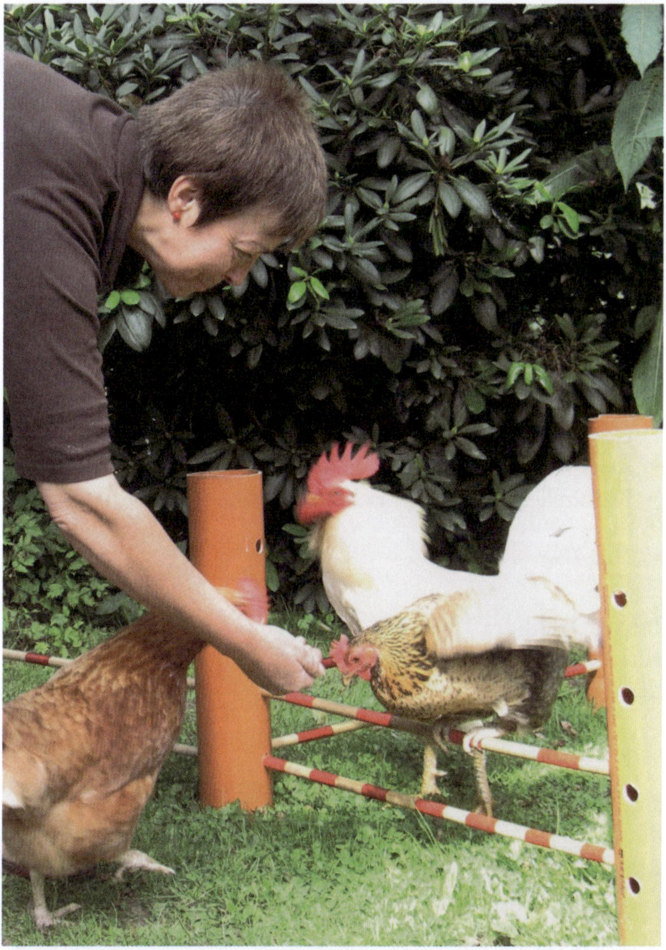

Abb. 27 Mit jedem tiergerechten und positiv bestärkten Training wächst die Beziehung. Aber auch das gemeinsame Ruhen oder einfach mal Unsinn machen und Spielen fördert die Beziehung zwischen dem TGI-Anbieter und seinen Tieren. (Ort: Begegnungshof *Tiere helfen*, Niedersachsen)

55. Welche Kriterien sind hilfreich bei der Wahl des Tieres für die TGI-Arbeit?

- Einsatzbereich (Außen-, Innenbereich, bauliche Zugänge, Region, Kultur, Einsatzmethode)
- Zielgruppe (Alter, Gender, Mobilität, physische, psychischen, mentale, soziale Talente)
- Arbeitsweise (Qualität der Dynamik des Einsatzes: z. B. ruhig, mobil sehr dynamisch)
- Quantität des Einsatzes (einmalig, kontinuierlich, periodisch)
- Einsatzort (stationär, ambulant)
- Wahl der TGI-Methode
- Finanzielle Ressourcen
- Haltungsbedingungen
- Zeitkontingent
- Kulturelle und biographische Akzeptanz der Tierart

56. Was sind die 6 Tops der TGI-Tierwahl?

Bei der Wahl des Tieres ist es wichtig, folgende 6 Punkte zu berücksichtigen und sie mit dem zukünftigen TGI-Arbeitsfeld und den Arbeitsmethoden abzugleichen:

- **Wesensart**
  Akzeptiert das Tier lieber eine Begegnung mit einem einzelnen Klienten oder akzeptiert es auch größere Gruppen?
- **Temperament**
  Entspricht das Wesen des Tieres z. B. der Bewegungsdynamik beim TGI-Einsatz?
- **Körpergröße**
  Entspricht die Körpergröße dem TGI-Einsatz in der Zielgruppe? Kleintiere sind beispielsweise weniger gut bei mobil unsicheren Menschen einsetzbar. Großtiere eignen sich mitunter gut für Förderziele zur Klärung sozialer und kommunikativer Talente.

- **Fellqualität**
  Ist das Fell, Haarkleid, Gefieder für das Förderziel geeignet (z. B. Berücksichtigung von Haptik, Ekel, besondere Hygieneanforderungen, Allergien)?
- **Fellfarbe**
  Ist die Fellfarbe gut sichtbar für die Zielgruppe (z. B. sind die Auge des Tieres bei schwarzem Fell schlechter zu sehen, bzw. sind starke Kontraste optimal bei Sehschwäche)?
- **Kommunikationsebene und -dynamik**
  Ist das Erkennen von nonverbalen aber auch lautlichen Signalen des Tieres für den Klienten möglich? (z. B. eingeschränktes Blickfeld vom Rollstuhl bzw. Bett, zu schnelle Tierbewegungen bei eingeschränkter Motorik und Wahrnehmung nicht erfassbar)

57. Welche heimischen Heim- und Nutztiere werden heute im deutschsprachigen Raum überwiegend eingesetzt[15]?

Tierarten (nach geschätzter Einsatzhäufigkeit[16]):

- Hunde
- Pferde
- Kaninchen
- Katzen
- Meerschweinchen
- Schafe
- Esel
- Ziegen
- Hühner
- Neuweltkameliden
- Schweine
- Enten

---

15 vgl. Otterstedt 2001/2007; Vernooij/Schneider 2008

16 vgl. Otterstedt, C. (2017): Mensch & Tier, Studie, in: www.buendnis-mensch-und-tier.de/shop/themen-booklets/

- Fische
- Rinder

58. Welche Tierarten benötigen in der TGI-Arbeit mit Klienten aus dem islamischen Kulturkreis einer sensiblen kulturellen Vorbereitung und biographischen Begleitung?

Sowohl Hunde als auch Schweine gelten im islamischen Kulturraum als „unrein".

59. In welchen Sozialstrukturen leben die eingesetzten Tiere idealerweise?

Erfahrungsgemäß sind in der TGI besonders jene Tierindividuen erfolgreich, die innerartlich in intakten Sozialverbänden leben und artübergreifende Sozialkontakte (symbiotische Tierhaltung) pflegen können.

9 Grundlagen zur Tierhaltung

60. Welchen Stellenwert besitzt die Tierhaltung im Rahmen der TGI-Praxis?

Eine artgemäße Tierhaltung ist die Grundlage einer nachhaltigen und professionellen TGI-Praxis. Nur wenn die eingesetzten Tiere ihren Bedürfnissen nach richtig gehalten werden, können sie ihrer Art entsprechend auch förderlich wirken.

„Effekte der TGI basieren darauf, dass Tiere gerne und freiwillig in Kontakt zu den Menschen der jeweiligen Zielgruppen treten.

Die Fähigkeit, Veranlagungen und Eignung der eingesetzten Tierindividuen zu beurteilen, erfordert vertiefte Kenntnisse über Verhalten, Ausbildungsmethoden, Tiergesundheit sowie Übertragungsrisiken (Zoonosen) und ist zwingende Voraussetzung für die Nutzung von Tieren in der TGI.

In dem ungeregelten Tätigkeitsbereich der TGI würde ein artspezifischer Nachweis der Sachkunde primär den Tierschutz stärken, wäre jedoch gleichzeitig ein wichtiges Qualitätsmerkmal sowohl für die Anbieter Tiergestützter Interventionen, als auch für diejenigen, die TGI-Leistungen in Anspruch nehmen möchten.“

Dr. Michael Drees, Praktischer Tierarzt, Leiter des TVT-Arbeitskreises 10 „Nutzung von Tieren im sozialen Einsatz“

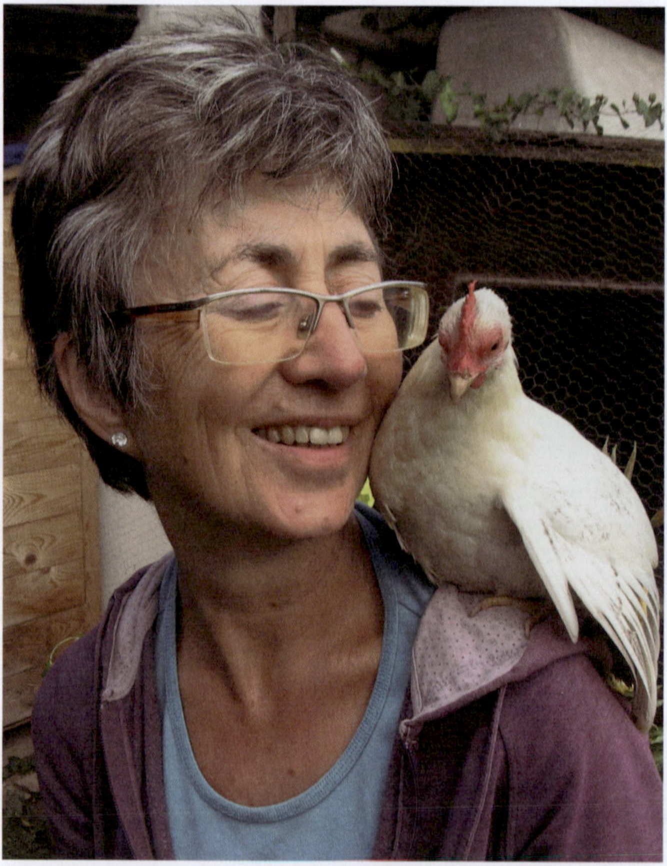

Abb. 28 Tierhaltung fordert physisches, emotionales, mentales, soziales, sowie zeitliches und finanzielles Engagement. (Ort: Fachstelle Leben mit Tieren im Heim, Schweiz)

61. Welche finanziellen Voraussetzungen muss der TGI-Anbieter bzgl. der Tierhaltung leisten?

Folgende Punkte müssen für die Einschätzung des Kostenrahmens herangezogen werden. Orientierung bieten hierzu auch die artspezifischen Kostenpläne (www.buendnis-mensch-und-tier.de).

- Kaufpreis des Tieres
- Jährliche Futterkosten
- Jährliche Tierarztkosten inkl. Impfungen
- Rücklagen
- Einrichtung und Pflege des Tierplatzes
- Transportkosten
- Spiel- und Komfortkosten

62. Welche Themen könnten zur Prüfung der artspezifischen Sachkunde gefragt werden?

- Welche zoologische Herkunft besitzt diese Tierart? Wie verlief ihre Entwicklung im Zusammenleben mit dem Menschen?
- Seit wann ist die Tierart domestiziert?
- Wie lebt die Wildart dieser Tierart?
- Welche Verhaltensweisen besitzt die Tierart (inner- und zwischenartliches kommunikatives und soziales Verhalten)?
- Was zeichnet das Verhalten dieser Tierart aus, gerade auch im TGI-Bereich eingesetzt zu werden?
- Welcher biographische Bezug könnte für Klienten zu dieser Tierart bestehen?
- Gibt es eine nonverbale und lautliche Kommunikationstradition zwischen dieser Tierart und dem Menschen?
- Welche Sinnesleistungen besitzt diese Tierart (Geruchs-, Geschmacks-, Tast-, Hör-, Sehsinn)?
- Welche Bedeutung besitzt das Lesen des Ausdrucksverhaltens des Tieres im Rahmen der TGI (Tierschutz, Unfallprävention)?
- Welches Ausdrucksverhalten zeigt z. B. das entspannte, freudige, ängstliche, desinteressierte, gestresste, überforderte Tier und jenes mit Meideverhalten?

- Wie sollte die Haltung des Tieres beschaffen sein? (Stall, Nahrung, Pflege, Beschäftigung, soziale Kontakte)
- Wie sieht der tiergerechte Einsatz dieser Tierart und dieses Tierindividuums aus (Vorbereitung, Transport, Training, Einsatz, klimatische Bedingungen, Rückzugsbereich, Ausgleich)?
- Wie hoch ist die Lebenserwartung der Tierart?
- Welche Gesundheitsprophylaxe ist zu beachten?
- Wie sehen typische Krankheitsanzeichen bei dieser Tierart aus?
- Was versteht man unter Zoonosen? (Zoonosen sind von Mensch auf das Tier oder auch vom Tier auf den Mensch übertragbare Krankheiten.)

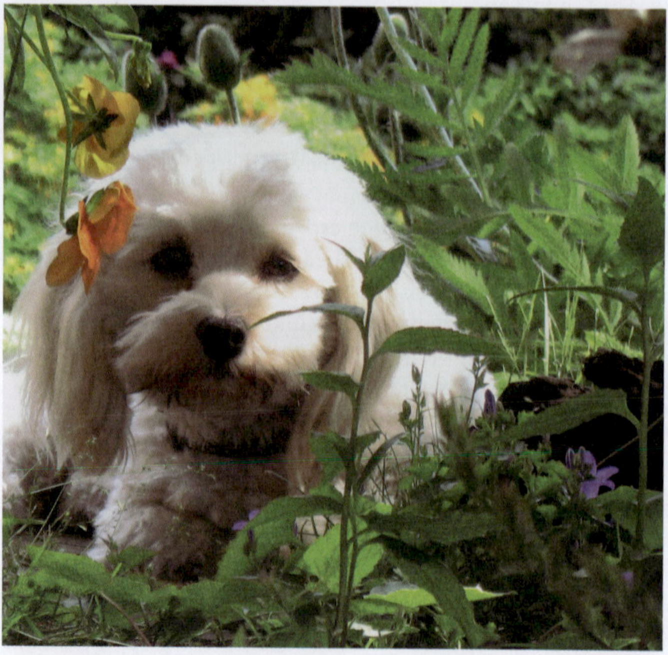

Abb. 29 Das Erbe des Wolfes findet sich auch in diesem netten Hund. Tiere im TGI-Einsatz haben eine lange evolutionäre Geschichte, die die TGI-Arbeit bereichern kann.

- Welche möglichen Zoonosen, Infektionen und Seuchen sind bei dieser Tierart zu beachten?
- Durch welche Maßnahmen können Zoonosen und eine Überforderung des Tieres im TGI-Einsatz verhindert werden?

Artspezifische Antworten auf diese Fragen sind in den Merkblättern Nr. 131 der Tierärztlichen Vereinigung für Tierschutz e. V. zu finden.

„*Evolutionäre Herkunft* bedeutet ja das Mitdenken des gesamten Bündels an Anpassungen, welche ein Tier mitbringt, auch in Hinsicht auf dessen Eignung als Partner in der TGI. So etwa gibt die Kenntnis der Veränderung der Wölfe im Zusammenhang mit ihrer Domestikation zu Hunden den Hintergrund, sie im Rahmen ihrer eigenen Bedürfnisse und Möglichkeiten einzusetzen und weder zu über- noch zu unterfordern. Dass man neben der Fähigkeit, sich empathisch mit dem Tierpartnern auseinanderzusetzen auch über die grundlegenden Kenntnisse zu Verhalten und Bedürfnisse verfügen muss, versteht sich von selbst. Beispielsweise sollte man bei Meerschweinchen und anderen gestreichelten Tieren erkennen, ob sie stillhalten, weil sie sich damit wohl fühlen, oder ob sie eine *freezing*-Reaktion aus dem Repertoire der Raubfeindvermeidung zeigen, die natürlich auch mit einer erheblichen Stress-Reaktion verbunden ist."

Prof. Dr. Kurt Kotrschal, Verhaltensbiologe, Universität Wien, Leiter der Konrad-Lorenz-Forschungsstelle

63. Welche Verhaltensweisen können bei einem Tier auf Schmerzen hindeuten?

- Das normale Verhalten des Tieres ist verändert (z. B. Sozialkontakte, Emotionen).
- Die Körperhaltung des Tieres hat sich verändert (z. B. gekrümmter Rücken, Beine, Kopf, Ohren).

- Das Tier bewegt sich anders als gewohnt (Dynamik, Ausdruck).
- Das Tier reagiert empfindlich auf Berührungen.
- Angespanntes Maul, angespannte Muskulatur um die Augen
- Ungewohnte Lautäußerungen oder deutliche Schmerzlaute
- Die Mimik ist reduziert oder deutlich verändert (z. B. angespannt).
- Veränderungen beim Fress- und Trinkverhalten (z. B. Menge, Intervalle, Tageszeit, Temperaturbedürfnis).

64. Wie hilfreich ist ein Wesenstest für Tiere, die in der TGI eingesetzt werden sollen?

Wesenstests von Tieren sind für die TGI nur wenig aussagekräftig, da in der TGI eine Vielfalt von individuellen Wesenszügen bei Tieren sinnvoll eingesetzt werden können. Ausgeprägte Ängstlichkeit oder Aggressivität schließt jedoch den Einsatz eines solchen Tieres im Rahmen der TGI aus.
Statt einer Begutachtung des Tieres ist es daher unabdingbar, den TGI-Anbieter zu schulen, sodass er frühzeitig und sicher erkennt, wann das Tier sich unwohl fühlt, gestresst und überfordert ist.

„Das erste und wichtigste Kriterium für die Qualität einer TGI ist die Sachkunde des TGI-Anbieters. Das zweite Kriterium ist die Qualität der Beziehung des TGI-Anbieters zu seinem Hund. Sind Sachkunde und Beziehungsqualität hoch, erübrigt sich in der Regel ein Wesenstest für den Hund – zumal ein allgemeiner Wesenstest der großen Bandbreite des TGI-Einsatzes von Hunden kaum gerecht werden kann."

Ute Radermacher, Tierärztin, TVT-Arbeitskreis 10 „Nutzung von Tieren im sozialen Einsatz"

10 Grundlagen zum Einsatz des Tieres

65. Welche Voraussetzungen müssen bei einem Tier vorliegen, dass es im Bereich der TGI eingesetzt werden kann?

- Es muss gesund, ausgeglichen und an seiner Umwelt interessiert sein.
- Grundlage ist eine bedürfnisgerechte Haltung, die u.a. den Tagesrhythmus des Tieres ebenso berücksichtigt wie seine Sozialkontakte und individuellen Fähigkeiten.
- Der fremde Mensch ist für das Tier ein positiver Beziehungspartner, dem es offen und vertrauensvoll gegenüber tritt.
- Ein Tier, das sich gegenüber fremden Menschen abwendet, zurückweicht, angespannt und ängstlich ist, ist nicht für einen TGI-Einsatz geeignet.
- Ein Tiereinsatz unter Zwang kann nicht wirken und ist für Mensch wie Tier schädlich.
- Das Tier muss keine Tricks und Showeinlagen kennen, vielmehr ist das authentische, artgemäße Agieren eines Tieres besonders geeignet, um den TGI-Einsatz wirkungsvoll zu gestalten.
- Wenn das Tier den TGI-Einsatz entspannt und gerne macht, kann diese Aufgabe für das Tier eine große Abwechslung und Bereicherung im Leben bedeuten.
- Die Berücksichtigung von Allergien, Antipathien oder Phobien gegenüber bestimmten Tierarten sollte vor dem Einsatz des Tieres frühzeitig bekannt sein.

„Eine gute Hund-Mensch-Beziehung bedarf keiner Kunststücke, denn Hunde faszinieren Menschen, Erwachsene wie Kinder, wenn sie Kontakt aufnehmen, kommunizieren, ohne Vorbehalte Emotionen zeigen und sprechen an, weil sie uns nah sind und intuitiv verstanden werden. Hunde mit guter Sozialisation an Menschen und Artgenossen, die die nötigen Regeln des Miteinanders gelernt haben, bringen alles mit, was Menschen gut tut. Bestimmte

Dressurakte setzen Hunde unnötigerweise unter Druck, mögen verblüffen, sind für die soziale Interaktion mit dem Menschen jedoch völlig unnötig, denn es geht ja um ein entspanntes, zunehmend vertrautes Miteinander von Hund und Mensch."

Dr. Dorit Feddersen-Petersen, Ethologin

66. Wie werden Tiere auf ihren TGI-Einsatz vorbereitet?

- Sozialisierung unter Artgenossen
- In der Prägezeit: entspanntes Kennenlernen der TGI-Situation, idealerweise zusammen mit erfahrenen Artgenossen.
- Regelmäßige Beziehungsarbeit zwischen Tierhalter und Tier zur Festigung der Bindung.
- Verlässliche Rituale, die anzeigen „Jetzt geht es zum TGI-Einsatz!"; „Jetzt ist die TGI-Arbeit zu Ende und die Freizeit beginnt!"

„Haben einige Tierarten als Jungtiere zu Menschen zu engen Kontakt ohne klare Regeln, kann es bei männlichen und weiblichen Tieren zu einer Fehlprägung kommen. Die betroffenen Tiere halten uns Menschen dann für Lebewesen ihrer eigenen Art und behandeln uns auch entsprechend, d. h. sie halten keinen Respektabstand ein. Als Jungtiere besonders zutraulich und von einigen Tierhaltern deshalb leider sehr geschätzt, entwickeln sie jedoch nach der Geschlechtsreife unterschiedlich ausgeprägte Aggressionen gegenüber den Menschen, die sie als Konkurrenten ihrer Art betrachten."

Dr. Ilona Gunsser, Fachtierärztin, AELAS e. V.

67. Warum ist es so wichtig, das Tier stetig in seinen Talenten zu fördern und die Beziehung mit ihm zu pflegen und auszubauen?

Neben der artgemäßen Haltung ist eine wesentliche Grundlage der TGI-Arbeit das Vertrauen und die Beziehung zwischen dem Tierhalter und dem Tier. Behutsame und stetige Beziehungsarbeit mit dem Tier sowie ein tiergerechtes Training, welches die individuellen physischen und mentalen Talente des jeweiligen Tierindividuums fördern, sind Voraussetzung für einen professionellen TGI-Einsatz.

„Das gut sozialisierte Therapie-Begleit-Tier agiert und reagiert aus dem Freiraum heraus authentischer, sicherer, kreativer und vor allem frei-willig. Das macht zum einen die Mensch-Tier-Be-

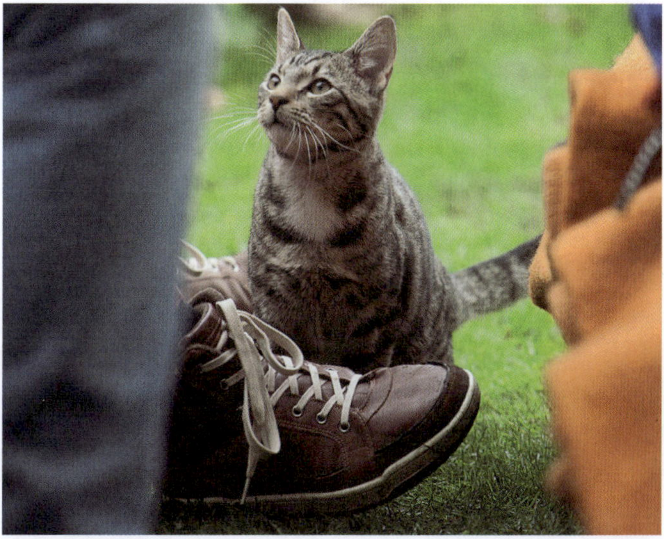

Abb. 30 Wunderbare Kontaktangebote kommen von jenen Tieren, die gelernt haben, dass sie Nähe und Distanz im TGI-Prozess selbst bestimmen dürfen. (Ort: Begegnungshof Niemannhof, Niedersachen)

gegnung im pädagogischen und therapeutischen Sinne effektiver und vielseitiger nutzbar (das Tier als Spiegel und Partner) und gewährleistet zum anderen mehr Sicherheit im Umgang. Das Tier kann sich zurückziehen, abwenden und auf Situationen individuell angemessen re-agieren. Zudem erhält man sich durch diesen vertrauensvollen, achtsamen Umgang die Kooperationsbereitschaft und Motivation des Tieres, und zeigt außerdem dem Klienten einen Weg sowohl mit dem Tier als auch in der Übertragung mit seinen Mitmenschen, der Mit-welt und schließlich mit sich selber achtsam umzugehen."

Dr. Juliane Marliani, Biologin, Hofleiterin und Fachberaterin

68. Wie kann ein TGI-Einsatz langfristig die Ressourcen der Tiere respektieren?

- Der Einsatz des Tieres wird langfristig nur gelingen, wenn auf die Haltungs- und Beziehungsbedürfnisse jedes einzelnen Tierindividuums Rücksicht genommen wird.
- Erst mit der bedürfnisorientierten Haltung zeigen die Tiere ihr vollständiges Sozialverhalten und ihre kommunikative Vielfalt, die wichtige Bestandteile für die Beziehung zwischen Mensch und Tier darstellen.
- Der Beziehungsaufbau gelingt insbesondere dann, wenn Menschen das natürliche Tierverhalten beobachten und die lautliche und nonverbale Sprache der Tiere erkennen können.
- Wichtig ist, dem Tier immer wieder einen frei zu wählenden Rückzugsort anzubieten und den TGI-Einsatz methodisch variabel (auch mal ohne Tierkontakt) zu gestalten.

69. Welche Funktionen haben die 3 Begegnungszonen in der Tierhaltung und in der Mensch-Tier-Beziehung?

Der Ort der Tierhaltung und die Mensch-Tier-Begegnungszone sind aus der Bedürfnisperspektive des Tieres zu gestalten.

Die 3 Begegnungszonen (Otterstedt 2012):

- **Der Rückzugsbereich der Tiere**
  Beispiel: Stall bzw. Weidegrund respektiert die Grundbedürfnisse der Tiere, z. B. Scheuerbürsten für Esel, Suhle für Schweine, Klettersteig für unterschiedliche Rangstufen bei Ziegen, unterschiedliche Zonen für verschiedene Sozialgruppen in einer symbiotischen Tierhaltung.
- **Die Mensch-Tier-Begegnungszone**
  Sie ist so gestaltet, dass der Zugang für die Menschen reglementiert ist. Die Tiere erhalten durch Strukturelemente (wie z. B. Bäume, Büsche, Holzblöcke, Findlinge) Ausweichbereiche und können sich zu jeder Zeit durch Zaunlücken in ihren Bereich zurückziehen.
- **Der Rückzugsbereich der Menschen**
  Er geht auf die Bedürfnisse der Menschen ein, z. B. Spiel- und Toberaum, und ermöglicht die Beobachtung der Tiere auf Distanz von einem Ruheplatz aus.

70. Welche Herausforderungen können für das Tier entstehen, wenn es Nahkontakt mit dem Klienten hat?

Der Nahkontakt zwischen Klient und Tier ist im TGI-Einsatz in der Regel eine besondere Herausforderung für das Tier. Das Tier wird nicht selten in seiner Bewegungsfreiheit eingeschränkt und besonders stark in seiner Aufmerksamkeit, Stressbelastung, Empathie- und Kommunikationsfähigkeit gefordert.

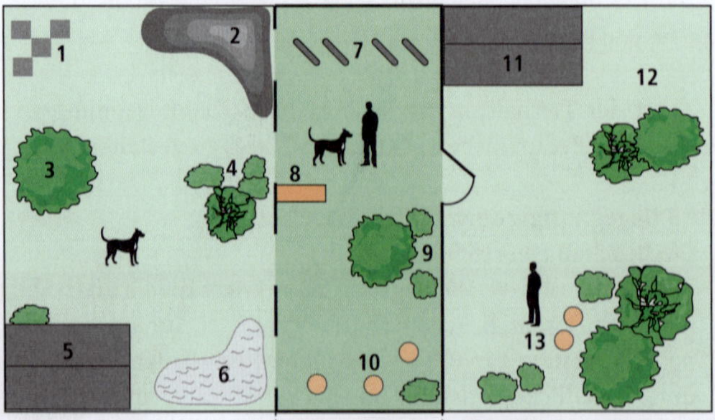

Tier Rückzugsbereich	**Mensch & Tier** Begegnungszone	**Mensch** Beobachtungs- und Rückzugsbereich
1. Kletterberg 2. Erdhügel 3. Schatten (Baum) 4. Weidenstruktur durch Büsche und Bäume 5. Wetterschutz, Stall 6. Wasser	7. Hindernisparcours 8. Sitzbank auf Augenhöhe mit dem Tier 9. Strukturelemente (Bäume, (Büsche) 10. Sitzmöglichkeiten, z.B. Holzblöcke	11. Wetterfester Rückzugsbereich für kreative Methoden etc. 12. Bereich zum lauten Spielen und Toben sowie Schattenbereich 13. Bereich für ruhige Beobachtungssequenzen aus der Ferne, inkl. Schattenbäume

Abb. 31 Begegnungszonen. Sowohl Mensch als auch Tier sollte jeweils Raum gegeben werden, damit sich wunderbare Begegnungen entwickeln können. Die Gestaltung der Begegnungszonen bietet Schutz, hilft Rituale einzuhalten und fördert eine entspannte Beziehung zwischen Mensch und Tier.

71. Wie kann man die Überforderung eines Tieres im Einsatz präventiv verhindern?

Tiere, deren Bedürfnisse nicht ernst genommen werden, werden sich der Arbeit langfristig verweigern oder können durch aggres-

sives Verhalten andere gefährden. Dafür trägt der Tierhalter Verantwortung.
Der Tierhalter baut eine Beziehung zu seinem Tier auf, die auf 3 Bausteinen basiert:

- **Vertrauen**
  Über regelmäßige Begegnungen kommt es zur Beziehung und schließlich zur Bindung.
- **Gewöhnung**
  Z. B. an akustische, olfaktorische, visuelle u. a. Reize, ungewöhnliche Bewegungsdynamik, ungewöhnliche kommunikative Aktionen/Reaktionen

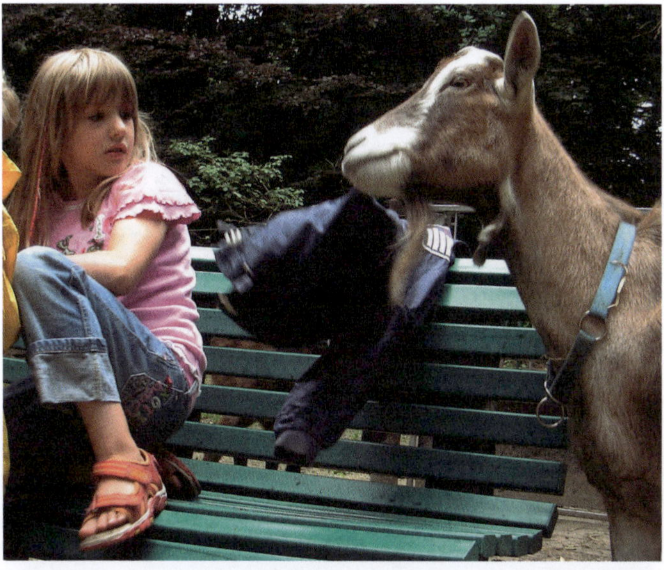

Abb. 32 Das selbstständige Handeln des Tieres in der TGI geschieht auf der Basis einer gereiften Vertrauensbeziehung zum Tierhalter und der Erfahrung im Rahmen der TGI. Das Tier als eigenständigen Akteur zu erleben, fordert die Beobachtungsgabe, lädt zur Begegnung ein und ermöglich den Aufbau einer Beziehung. Durch seine individuellen Entscheidungen im Handeln wird die tierliche Persönlichkeit neu wahrgenommen.

- **Freiraum**
  Aus einer Beziehung, in der Vertrauen und Bindung gewachsen sind, kann der Tierhalter die Talente, aber auch die Grenzen seines Tieres einschätzen und ihm Raum zum selbstständigen Handeln im TGI-Einsatz geben.

Der Tierhalter …

- … vermeidet frühzeitig, dass das Tier übermäßigem Stress ausgesetzt ist und nimmt es nötigenfalls aus dem aktuellen TGI-Einsatz heraus.
- … erkennt frühzeitig Anzeichen von Fehlverhalten und möglichen Übergriffen bei den Klienten.

„Die Beziehung zwischen dem Tier und mir als Tierhalter und TGI-Anbieter wächst durch gegenseitige, behutsame Annäherung. Es braucht viel Geduld, bis beim Tier Zurückhaltung und Angst einer vorsichtigen Neugierde Platz machen und damit der Grundstein zu einer Vertrauensbasis gelegt ist! Vertrauen, positive Erfahrungen und Erfolgserlebnisse geben dem Tier Sicherheit, stärken es darin, sich auf Unbekanntes einzulassen und die Gewöhnung an mich, an andere Menschen und an Umweltreize, wird es dem Tier ermöglichen, sich angstfrei den ihm in der TGI gebotenen Freiraum zu nutzen, um seine Persönlichkeit und seine Talente zu zeigen“.

Barbara Schaerer, TGI-Fachkraft,
Fachstelle Leben mit Tieren im Heim

72. Wie könnte eine erste Orientierung zur Einsatzhäufigkeit und -intensität eines Tieres in der TGI-Praxis aussehen?

In Abhängigkeit von der Methode, in der das Tier integriert wird:

- Pro Woche: max. 2–3 mal
- Pro Tag: max. 1 Einsatz, für max. 3–4 Std. (zzgl. Transport u. örtliche und räumliche Akklimatisierung)

- Schwierigkeitsgrad des Einsatzes und die individuelle Belastbarkeit beachten: Aufgabenbereich des Tieres muss zur körperlichen Verfassung, zum Wesen, Alter, Trainingszustand passen.
- Einsatz mit direktem Kontakt zum Menschen: unter Beaufsichtigung des Tierhalters und unter Anwesenheit eines Vertreters des Fachpersonals der Einrichtung: max. 2 × 30 min pro Tier mit Pause.
- Beobachtungen des Tieres sind bedingt auch über einen längeren Zeitraum möglich, wenn die Tiere frei agieren können, akustisch oder durch einen starren Blickkontakt nicht gestört werden und Rückzugsmöglichkeiten außerhalb des Beobachtungsfeldes besitzen.

„Eine TGI ist definiert, als *freiwilliges* Zusammenspiel von Mensch und Tier. Freiwillig tut ein Tier nur Dinge, die ihm angenehm sind und von denen es einen Vorteil hat. Baut man also die TGI auf den Wünschen und Vorlieben der Tiere auf, dann wollen und können sie auch jeden Tag *arbeiten*. Die Zeitspanne, die ein Tier mit Menschen interagiert, darf das Tier mitbestimmen und muss vom TGI- Anbieter als variabel einkalkuliert werden.“

Cornelia Drees, Biologin, TGI-Fachkraft, -Dozentin und -Fachberaterin

73. Durch welches Verhalten könnten Tiere im Rahmen der TGI besonders belastet werden?

Schwächen in der Beziehung zwischen Tierhalter und Tier

- Keine Beziehungsstabilität
- Missverständnisse in der Mensch-Tier-Kommunikation
- Zwang/Gewalt
- Mangelnde positive Bestärkung
- Tier wird mit dem Klienten allein gelassen (Tierhalter verlässt den Raum).

- Tierhalter lässt zu, dass das Tier durch mangelnde Distanz in körperliche Bedrängnis kommt und keine Fluchtmöglichkeit hat.
- Zu wenig Rituale im Alltag und in der Arbeit an denen sich das Tier orientieren kann.

Reizüberflutung, ungeeignete Räumlichkeiten, Klima

- Starke und wechselnde Lichtreflexe
- Unbekannte und zu laute oder plötzliche Geräusche (z. B. Piepsen von Infusionsapparaten, Rollstuhl, lautes Rufen, Schreien durch die Klienten)
- Interessante Gerüche, denen das Tier aber nicht nachgehen darf.
- Unbekannte Gegenstände (z. B. Rollstuhl, Rollator, Fahrstuhl, Geschirrcontainer)
- Ungeeignete Bodenbeschaffenheit für die Tieranatomie (zu glatte Böden)
- Klima (Hitze, Kälte, Wind, Regen)
- Fehlende Rückzugsbereiche

Über- bzw. Unterforderung

- Ungeeigneter Aufgabenbereich für Größe, Herkunft/Sozialisation, Alter, Charakter sowie aktuellem Gesundheitszustand oder rassespezifische Eigenschaften des Tieres
- Unklares Konzept
- Zu hoher Leistungsanspruch
- Zu lange Einsatzzeit
- Zu geringe Entfaltungsmöglichkeiten, daher Entwicklung von Langeweile. Das Tier ist wenig aufmerksam, geht seiner eigenen Wege.
- Real und im übertragenen Sinn wird das Tier an einer zu kurzen Leine gehalten.

Versorgung

- Wassermangel
- Hunger wegen unregelmäßiger oder ungeeigneter Nahrung
- Zu viel oder unpassende Futterbelohnungen

- Das Tier konnte sich nicht vorher lösen (abhängig von der Tierart und einer möglichen ritualisierter Vorbereitung).
- Das Tier findet keinen Raum um eventuelle Spannungen abzubauen (durch Laufen, Toben).
- Zu wenig/kurze oder fehlende Ruhepausen
- Übersehen von Stress-, bzw. Krankheitssymptomen.
- Zwang in anatomisch inkorrekte Stellungen, ungeeignete oder fehlangepasste Ausstattung (Halsband, Geschirr), ungeeignete Trainingsmethoden

„Wohlbefinden und Lebensqualität der tierischen Begleiter verdienen unsere höchste Aufmerksamkeit. Es gilt, Zeichen von Stress und Überlastung zuverlässig zu erkennen und unmittelbar zu handeln. Nur wenn Tiere artgerecht und sicher eingesetzt werden, können beide Seiten – die tierische und die menschliche – nachhaltig profitieren."

Dr. Lisa Maria Glenk, Naturwissenschaftlerin und Trainerin

74. Was wären typische Anzeichen der Überforderung bei einem Tier?

- Muskelanspannung, Zittern, angespannte Gesichtsmimik, Ruten-, Ohrenstellung beachten, erregt, oft situationsunangemessene Verhaltensweisen, Beschwichtigungsgesten, Meide- und Übersprungsverhalten: z. B. ausgelassenes Toben im Sinne einer Übersprungshandlung nach starker physischer und psychischer Anspannung.
- Appetitlosigkeit, Veränderung des Körper-/Atemgeruchs, Haarverlust
- Starke Atmung, Angstzeichen, Stress-Urinieren
- Freezing (der Körperausdruck friert ein, Kopf ist gesenkt, Ohren- und Augenspiel starr, Atmung flach)

Anhaltende Stress-Situationen können zu unkontrollierbaren Reaktionen führen. Die frühzeitigen Anzeichen zu übersehen, keine

Alternativen zu entwickeln, kann zur Verweigerung im TGI-Einsatz und zu Aggressionen führen.

75. Wie sieht ein adäquater Ausgleich für Tiere nach dem TGI-Einsatz aus?

Entsprechend der tierartspezifischen und individuellen Bedürfnisse des Tieres:

- Ungestörte Schlaf- und Ruhephasen
- Spaziergänge, Freilauf und Spiel mit Artgenossen und Tierhalter
- Spezielles Spielzeug nur für die Freizeit

76. Welche Inhalte sollten bei der Vereinbarung eines TGI-Auftrages berücksichtigt werden?

- Im Rahmen der schriftlichen Vereinbarungen zum TGI-Einsatz wird empfohlen, mit der Einrichtung festzulegen, welche Verantwortungsbereiche bei der Einrichtung bzw. beim Tierhalter liegen (z. B. Vorbereitung der Bewohner auf den Besuch, Vorbereitung und Endreinigung des Raumes).
- Dies schließt eine Einverständniserklärung darüber ein, dass der TGI-Einsatz mit jenen Klienten stattfinden kann, die zum Termin erscheinen.
- Es wird frühzeitig über evtl. Erkrankungen der Klienten informiert.
- Eine generelle Erklärung zu den Bildrechten (s. Anlage) liegt vor, da nur so der TGI-Anbieter seine Arbeit professionell dokumentieren kann. Die Fotos dürfen für sachbezogene Publikationen verwendet werden und achten die Würde der Klienten.
- Zeitliche und finanzielle Vereinbarungen werden von beiden Seiten eingehalten, Ausfälle werden frühzeitig kommuniziert.

11 Grundlagen zur methodischen Arbeit

77. Welche 5 Methoden der Tiergestützten Arbeit, die den Aktionsradius von Mensch und Tier beschreiben, gibt es?

Die 5 Methoden der Tiergestützten Arbeit (Otterstedt 2007):

- Die Methode der freien Begegnung
- Die Hort-Methode
- Die Brücken-Methode
- Die Präsenz-Methode
- Die Methode der Integration

Ausführliche Beschreibung und Praxisbeispiele (s. Frage 79 bis 83)

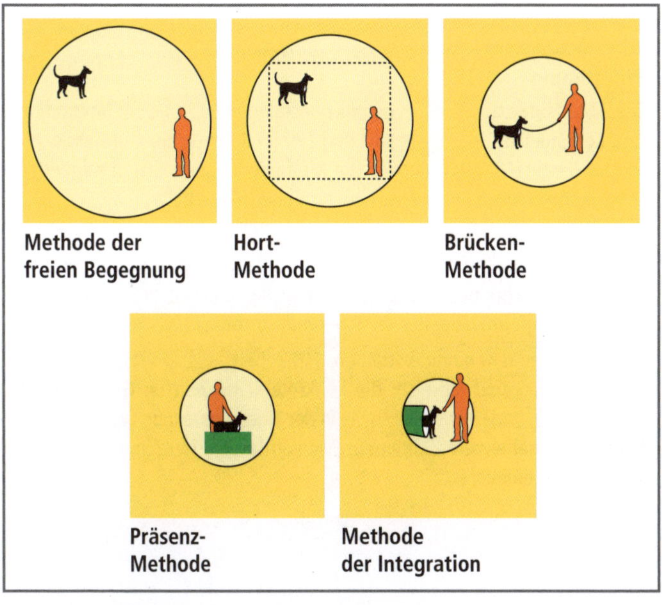

Abb. 33 Die 5 Methoden der Tiergestützten Arbeit

78. Was beschreiben die 5 Methoden der Tiergestützten Arbeit im Einzelnen?

- Die 5 Methoden zeigen auf, wie sich der Aktionsradius von Mensch und Tier verändert.
- Je weniger Bewegungsraum beide zur Verfügung haben, umso mehr sind auch ihre Rückzugsmöglichkeiten begrenzt.
- Je geringer der Aktionsradius umso höher steigt die Verantwortung des TGI-Anbieters gegenüber der Sicherheit für Klient und Tier.
- Bei erfahrenen TGI-Anbietern werden alle 5 Methoden, entsprechend der Talente des Tierindividuums und des Klienten sowie der Förderziele, eingesetzt.
- Ausschließlich die Präsenz-Methode einzusetzen, wäre nicht tiergerecht und nicht förderlich und kann mitunter auf eine geringe methodische Erfahrung des Anbieters hindeuten.

Einordnung

Die 5 Methoden beschreiben den Aktionsrahmen im Sinne der Interaktion und Kommunikation von Mensch und Tier im Rahmen einer professionellen Tiergestützten Intervention. Die Methoden eignen sich in folgenden Bereichen für eine Qualitätsbeschreibung der TGI-Arbeit:

Konzeptentwicklung und -reflexion

Die Methoden helfen den TGI-Anbietern im Rahmen ihres Konzeptes ausführlich zu beschreiben, wie sie arbeiten wollen und wie ihre methodische Arbeit sich ggf. im Laufe der Jahre verändern könnte (Phasenmodell).

Transparenz und Kommunikation der TGI-Arbeit

Die Methoden sind hilfreich, die konkrete TGI-Arbeit im Gespräch mit Interessenten und Fachleuten sowie in der Eigendarstellung (Werbeträger, Homepage) näher zu beschreiben: Wie werden die Tiere im Rahmen des TGI-Settings eingesetzt?

Tierschutz

Besonders relevant sind die 5 Methoden auch, wenn es um eine tierschutzrelevante Beurteilung des Tiereinsatzes geht: Der mit Hilfe der Methoden beschriebene Aktionsradius, der Bewegungsraum und die Rückzugsmöglichkeiten sowie die daraus resultierenden Verantwortungsräume und Sicherheitsaufgaben für den TGI-Anbieter werden mit Hilfe der Methodendarstellung klar erkennbar.

„Nach welcher der 5 Methoden man in der TGI arbeitet, hängt vom Förderziel aber auch z. B. von physischen Fähigkeiten von Mensch und Tier ab. So kann die Brücken- und Präsenzmethode mitunter hilfreich sein, das Tier überhaupt zu erreichen. Es liegt immer in der Verantwortung des Anbieters zu erkennen, welche Methode die richtige ist. Das verlangt flexibles Handeln und zeichnet einen erfahrenen TGI Anbieter aus."

Daan Vermeulen, Physiotherapeut,
Dozent für Tiergestützte Intervention

79. Welche Inhalte beschreibt die *Methode der freien Begegnung*?

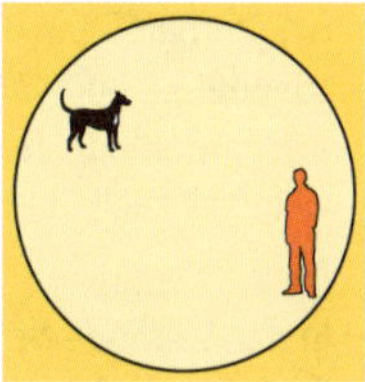

Abb. 34 Methode der freien Begegnung

Die Methode beschreibt die Begegnung zwischen Mensch und Tier durch selbstbestimmtes Handeln.

- Selbstbestimmter Nähe-/Distanzaufbau
- Möglichkeit des selbstbestimmten und freien Rückzugs von Mensch und Tier

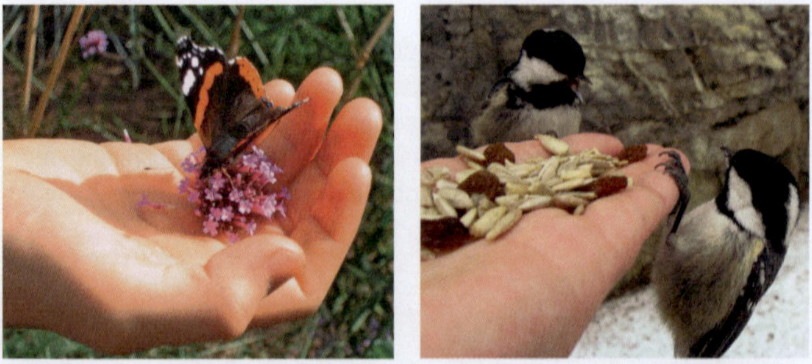

Abb. 35 a und b Die *Methode der freien Begegnung* beschreibt die Begegnung zwischen Mensch und Tier durch selbstbestimmtes Handeln. Auf einer Wiese oder am Blumenbeet stehend, einen Schmetterling beobachtend oder die Wildvögel auf der eigenen Hand spüren ist sicherlich ein nachhaltiges Erlebnis. Die Begegnung von Tieren in der freien Natur ist ein typisches Beispiel der *Methode der freien Begegnung*.

Einordnung

Der Name dieser Methode assoziiert: „Alles ist frei, natürlich und wunderbar!" Im Rahmen des TGI-Einsatzes hat der TGI-Anbieter aber zu jeder Zeit die Verantwortung für das Tier und den Klienten – auch bei dieser Methode. Das Wort *frei* ist somit nicht wertend gemeint, beschreibt vielmehr allein den entsprechenden Aktionsradius von Mensch und Tier.

Aktionsradius

In der *Methode der freien Begegnung* ist der Aktionsradius weit, da beide Akteure sich ohne Einschränkungen entscheiden können, ob sie sich begegnen wollen.

Nähe und Distanz

Mensch und Tier bestimmen Nähe und Distanz, können eine Begegnung vermeiden bzw. zulassen. Beide haben einen weiten Raum für einen möglichen Rückzug.

Dynamik
Im Rahmen dieser Methode sind die Dynamik, die Nähe und die Form der Begegnung von den Akteuren selbstbestimmt. Für eine schrittweise Annäherung ist die *Methode der freien Begegnung* besonders vorteilhaft. Dies ermöglicht die sensible Wahrnehmung des nonverbalen und lautlichen Verhaltens des Gegenübers und dessen Bedürfnisse in der Begegnung.

Sicherheit
Die Verantwortung des TGI-Anbieters liegt insbesondere in der Kommunikation des achtsamen Verhaltens gegenüber dem Tier, der Vermittlung von zwischenartlichen Kommunikationsmöglichkeiten und der Übersetzung der Bedürfnisse des Tieres. Freie Räume für Mensch und Tier bedürfen mitunter eine hohe Aufmerksamkeit für die Sicherheit beider: Es gilt als TGI-Anbieter vorausschauend zu beobachten, wie sich die Interaktion zwischen Mensch und Tier entwickelt und ob der eine oder der andere in seinen Bedürfnissen respektiert wird.

Wirkungsbereich
Die *Methode der freien Begegnung* ist ein wunderbares Erlebnis für Mensch und Tier, wenn beide Akteure die Dynamik der Begegnung des anderen dialogisch beantworten mögen. So kann sich auf diese Weise ein authentischer Dialog zwischen Mensch und Tier mit besonderer Nachhaltigkeit entwickeln.

80. Welche Inhalte beschreiben die *Hort-Methode*?

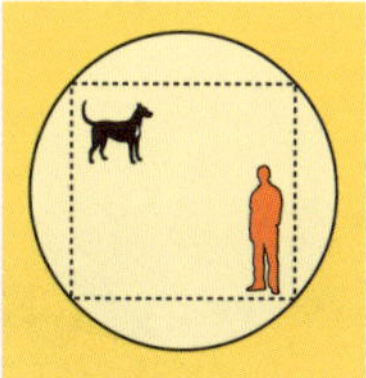

Abb. 36
Die Hort-Methode

Die Methode beschreibt die Begegnung zwischen Mensch und Tier in einem begrenzten Raum.

- Begrenzt selbstbestimmter Nähe-/Distanzaufbau
- Eingeschränkte selbstbestimmte Rückzugsmöglichkeiten für Mensch und Tier

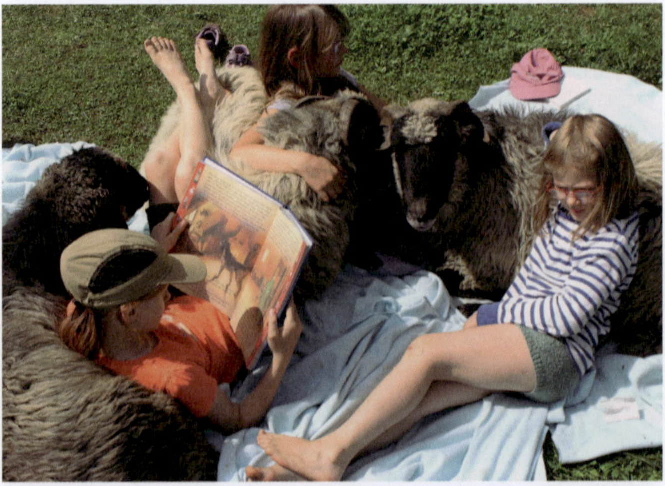

Abb. 37 Die Schafsweide ist ein klassischer *Hort*, bietet aber die Möglichkeiten der freien Begegnung: Die Herde hat sich zur Ruhepause bei den Kindern auf der Wiese eingefunden und lässt sich aus einem Bilderbuch „vorlesen". Die ruhigen Stimmen und der Körperkontakt tun Mensch wie Tier sichtbar gut. Die Schafe kauen wieder und machen einen Kurzschlaf. Das Geräusch des Wiederkauens und der tiefen Atmung der schlafenden Schafe hat auch auf die Kinder eine beruhigende Wirkung. Sowohl Kinder wie auch Schafe haben einen weiten Aktionsradius für Begegnung wie für selbstbestimmten Rückzug. (Ort: *Menschen brauchen Tiere*, Bayern)

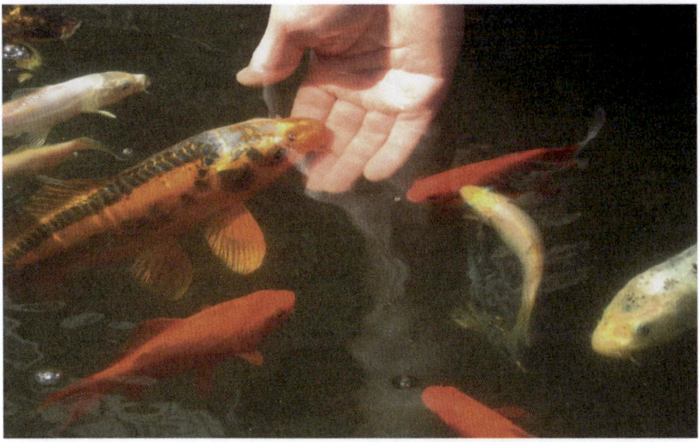

Abb. 38 Die Begegnung mit den Kontakt mit Menschen gewöhnten Fischen an einem Teich kann zu einem besonderen Erlebnis werden. Der Teich ermöglicht auf begrenztem Raum eine freie Begegnung. Er ist in der Regel so gestaltet, dass es eine Begegnungszone gibt: z. B. eine Steg, eine begrenzte Bade-Zone. (Ort: Privatteich, Bayern)

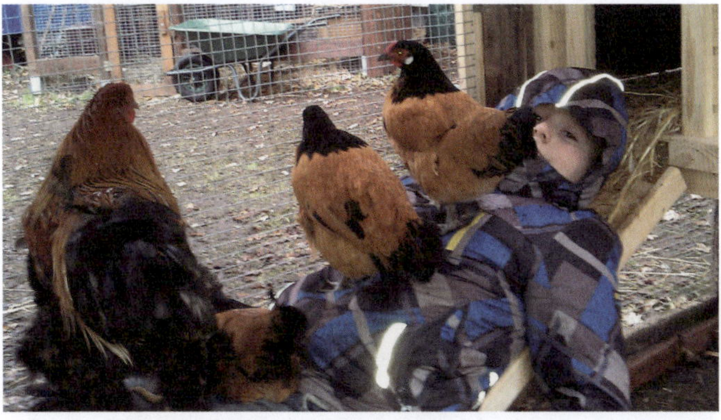

Abb. 39 Ein Gehege, wie hier ein Innengehege für Hühner, stellt den klassischen Hort dar. Durch klare Verhaltensregeln ist ein Miteinander von Mensch und Tier möglich, wenn alle Beteiligten auch die Möglichkeit des Rückzugs behalten. Wie in diesem Hühnergehege einer Grundschule genießen Tiere wie Menschen den Nahkontakt im geschützten Hort. (Ort: Grundschule Borgfeld, Bremen)

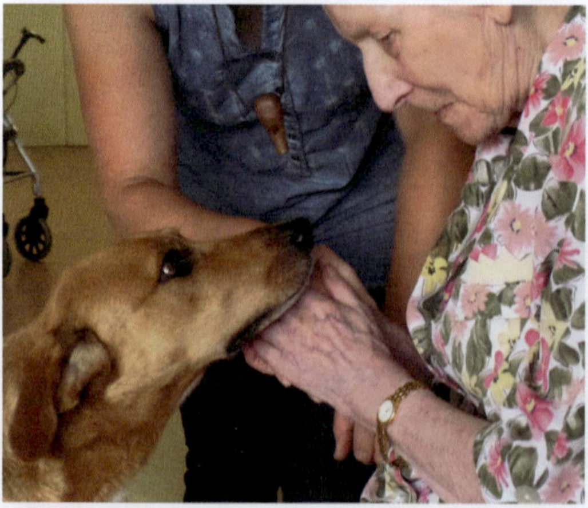

Abb. 40 Auch der Gruppenraum in Seniorenheimen kann zum *Hort* werden, wenn die Tiere frei agieren, ohne Leckerli-Anreiz selbstbestimmt den Kontakt zu den Senioren suchen. Der TGI-Anbieter hat eine wichtige Rolle in der Übersetzung der tierlichen Dialoganfrage. (Ort: TGF-Angebot *Tiere helfen*, Niedersachsen)

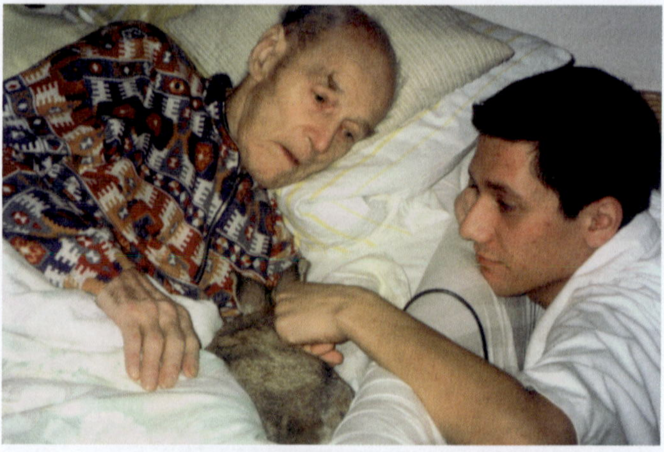

Abb. 41 Auch das Klinikbett kann ein wunderbarer Hort für die Begegnung mit Tieren sein. Hier fühlen sich Kleintiere wohl, wenn sie frei in einem mit Gitter gesicherten Bett laufen und so den Kontakt zum Klienten suchen können. (Ort: TGF Otterstedt, Bayern)

Einordnung

Der Hort schenkt aufgrund seines klar definierten Raumes, Geborgenheit für den Klienten, lässt die Tiere überschaubar agieren und diese sind so für den TGI-Anbieter scheinbar einfach zu handhaben. Der Begriff der *Hort-Methode* ist nicht wertend, möchte vielmehr darstellen, welche Vorteile, aber auch welche große Verantwortung beim TGI-Anbieter bestehen, wenn sich Klient und Tier auf einem begrenzten Raum begegnen.
Die *Hort-Methode* beschreibt die Begegnung zwischen Mensch und Tier in einem begrenzten Raum. Dieser Raum kann beispielsweise ein Klassenzimmer, ein Therapieraum, ein mobiles Gehege, ein Paddock oder auch eine Reithalle sein.

Aktionsradius

Der Aktionsradius der *Hort-Methode* ist relativ weit, erinnert an die *Methode der freien Begegnung,* hat aber auf Grund seines begrenzten Raumes klar definierte Grenzen der Interaktion.

Nähe und Distanz

In der *Hort-Methode* ist auf Grund des begrenzten Raumes ein behutsamer Umgang mit dem Nähe- und Distanzbedürfnisse der Akteure notwendig. Mensch und Tier agieren in einem Raum mit definierten Kontakt- und Rückzugsmöglichkeiten.

Dynamik

Im Rahmen der *Hort-Methode* bleibt die selbstbestimmte Möglichkeit der Gestaltung und Dynamik der Begegnung erhalten. Eine schrittweise Annäherung ist möglich, wie auch die sensible Wahrnehmung des nonverbalen und lautlichen Verhaltens des Gegenübers und dessen Bedürfnisse in der Begegnung. Durch den definierten und begrenzten Raum werden Interaktion und Kommunikation des Gegenübers verschärft wahrgenommen.

Sicherheit

Im Vergleich zu der *Methode der freien Begegnung*, liegt in der *Hort-Methode* durch die verkürzten Räume die Verantwortung des TGI-Anbieters zusätzlich in der aufmerksamen Beobachtung möglicher Missverständnisse oder Übergriffe von Mensch bzw. Tier und einer möglichen klärenden Kommunikation bzw. Intervention.

Wirkungsbereich

Die *Hort-Methode* bietet Raum für ähnliche Effekte wie die *Methode der freien Begegnung*. Zusätzlich ermöglicht der definierte Interaktionsraum gerade durch seine Begrenztheit ergänzende Möglichkeiten, Erfahrungen mit den Themen *Grenzen und Gestaltung von Einschränkungen* zu machen. Die Tiere sind deutlich näher am Klienten, können so unmittelbarer erlebt werden, sollten trotz des begrenzten Raumes aber selbstwählende Rückzugsmöglichkeiten besitzen.

81. Welche Inhalte beschreiben die *Brücken-Methode*?

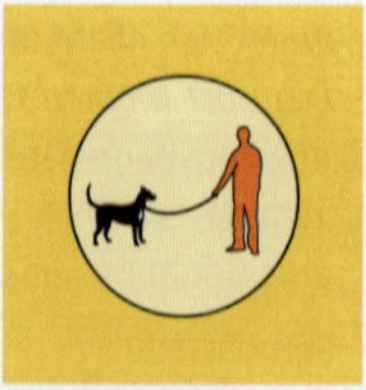

Abb. 42 Die Brücken-Methode

Bei dieser Methode wird die Distanz zwischen Mensch und Tier mit Hilfe z. B. eines Gegenstandes überbrückt, um die Kontaktaufnahme zu ermöglichen.

- Begrenzt selbstbestimmter Nähe-/Distanzaufbau
- Eingeschränkte selbstbestimmte Rückzugsmöglichkeiten für Mensch und Tier

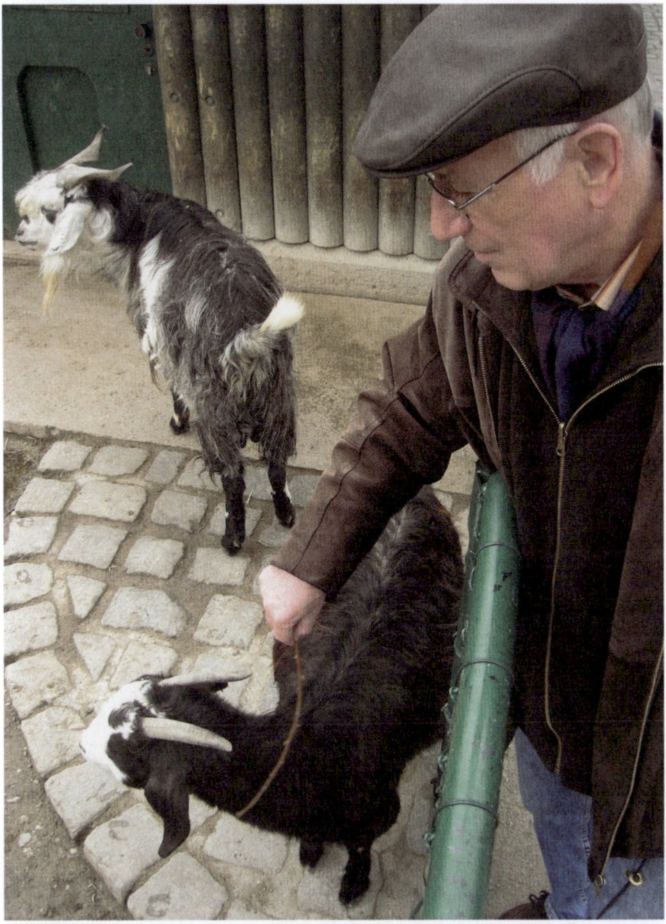

Abb. 43 Der Zweig erfüllt in dieser Situation den Zweck eines verlängerten Arms. Nur auf diese Weise schafft es der Senior die Distanz zur Ziege zu überbrücken und das Tier sanft auf sich aufmerksam zu machen, es zu streicheln.

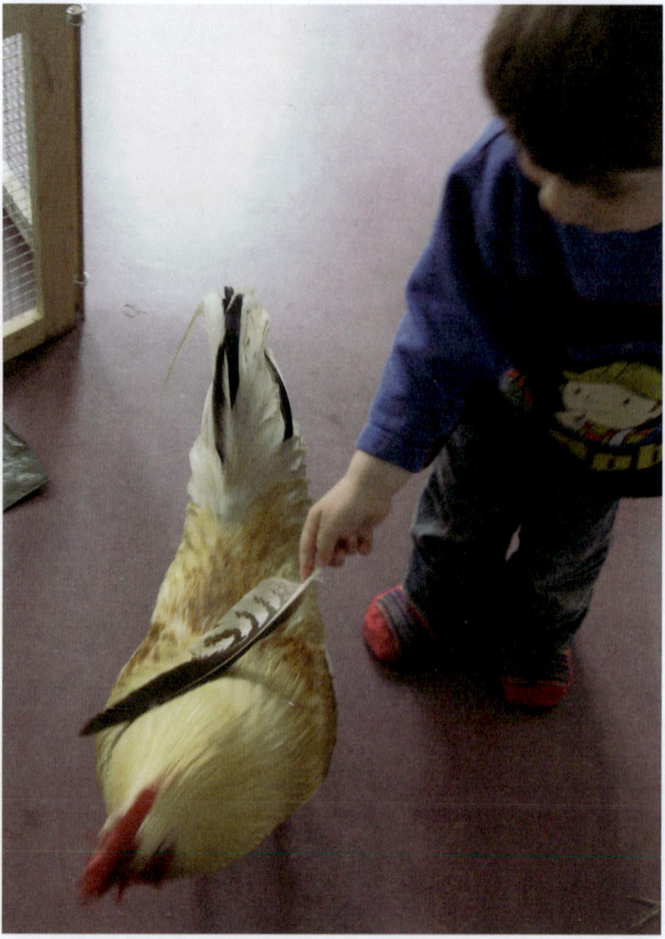

Abb. 44 Die Feder ermöglicht dem kleinen Jungen die Distanz zum frei laufenden Hahn zu überbrücken, ohne diesem zu nahe kommen zu müssen. Die Feder ist hier eine sehr intelligente Lösung, das Bedürfnis nach Berührung zu erfüllen und gleichzeitig den Eigenschutz zu wahren.

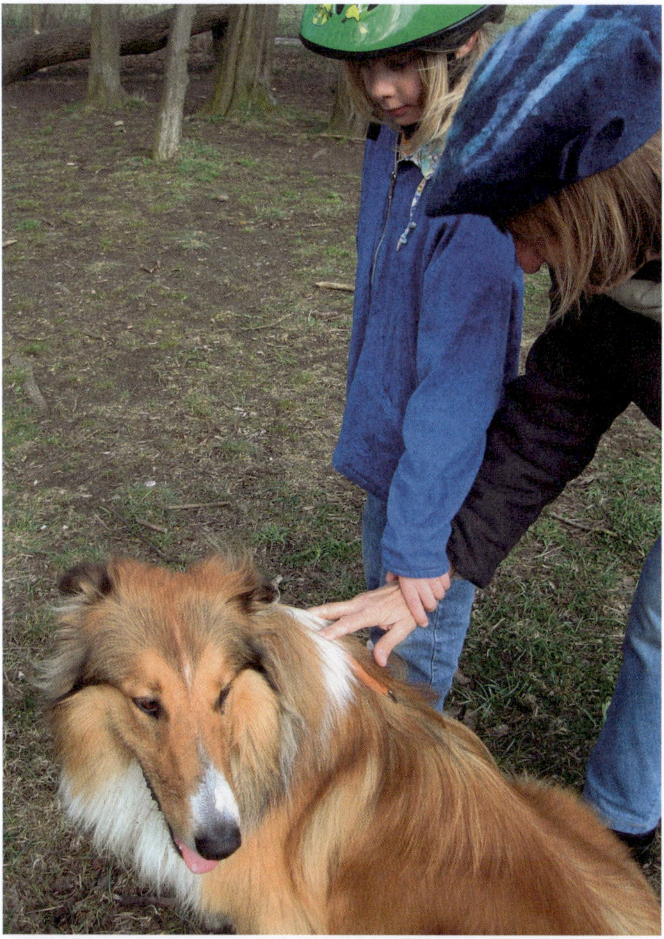

Abb. 45 Der große Wunsch, das Tier berühren zu dürfen steht manchmal im Widerspruch zu den Gefühlen der Scheu vor einem fremden Gegenüber. Gerade Kinder greifen dann instinktiv zu der Hand eines Vertrauten und streicheln mit dieser *geborgten Hand* das Tier. Über die Betrachtung des Streichelns stellen sich ähnlich starke Gefühle ein, wie, wenn das Kind mit der eigenen Hand das Tier gestreichelt hätte. Die geborgte Hand ist somit eine hilfreiche emotionale Brücke zur direkten Berührung des Tieres.

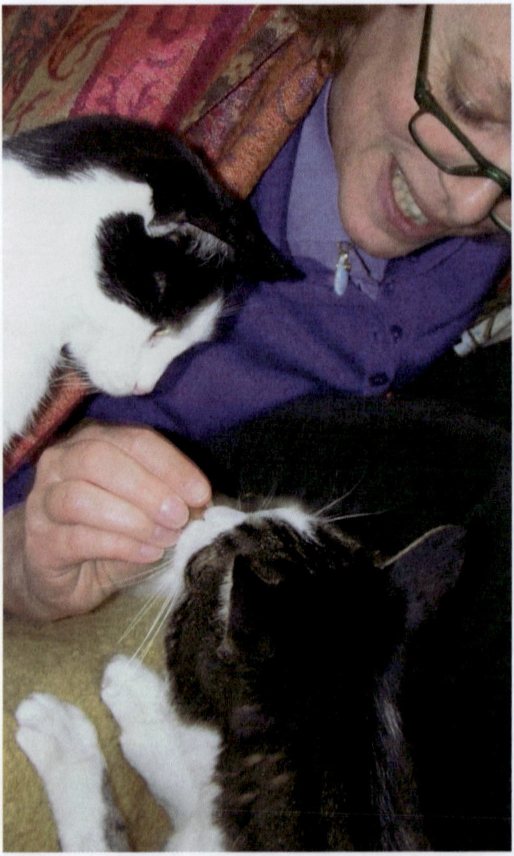

Abb. 46 Das Füttern von Tieren ist eine ritualisierte Brücke in der Begegnung mit Tieren. Gerade Erwachsene nutzen das Füttern im Sinne von Fürsorge geben, um auf diese Weise ihren Kontakt zum Tier zu gestalten. Die Handlung des *Fütterns* ist allen Säugetieren vertraut und ein relativ leichter Weg zur gegenseitigen Annäherung, schafft jedoch im Rahmen der TGI nur selten nachhaltige Effekte, da der kurze Schnauzen-Hand-Kontakt begrenzt ist. Als Brücke kann es dann sinnvoll sein, wenn es weitere Begegnungsvarianten eröffnet, die dann aber unabhängig von Leckerli gestaltet werden. Allein durch Leckerli bestärkte TGI-Begegnungen sind für den Klienten und für das Tier im Sinne der Beziehungsqualität und des Tierschutzes wenig wertvoll.

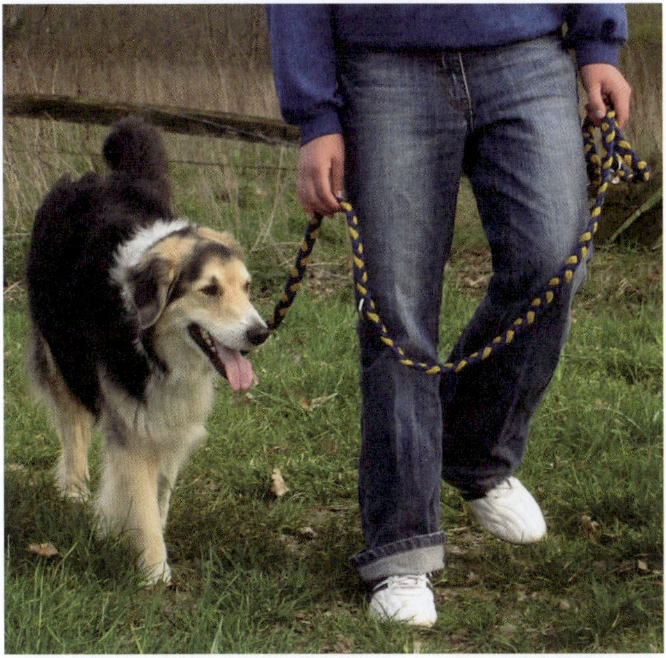

Abb. 47 Die Führleine ist ein gutes Beispiel für eine Brücke, ermöglicht sie doch eine Verbindung zum Tier aufzubauen, ohne dieses ständig zu berühren. Wie gut die Verbindung ist, zeigt sich, wenn es dieser Brücke nicht mehr bedarf.

Einordnung

Diese Methode nimmt zwar in der Regel zeitlich einen eher geringen Raum im TGI-Einsatz ein, es ist jedoch eine sehr spannende Methode. Die *Brücken-Methode* wird im Rahmen des TGI-Prozesses dort sichtbar, wo für den Klienten eine direkte Kontaktaufnahme zum Tier beispielsweise aus körperlichen bzw. emotionalen Gründen nicht möglich ist. Mit Hilfe der *Brücken-Methode* haben Klienten die Möglichkeit einen direkten Kontakt zum Tier aufzubauen und durch Einsatz von Gegenständen oder der sogenannten *geborgten Hand* körperliche Einschränkungen oder emotionale Irritationen zu überbrücken.

Die *Brücken-Methode* und ihre Varianten bieten dem TGI-Anbieter darüber hinaus wichtige Informationen über die Bedürfnisse des Klienten. Für die Reflektion des TGI-Einsatzes ist diese Methode sehr hilfreich. Das gezielte Einsetzen der *Brücken-Methode* bedarf einer guten Beobachtungsgabe und viel Erfahrung, um die Klienten-Tier-Interaktion gut einschätzen und fördern zu können.

Es gibt eine Vielzahl von unterschiedlichen Varianten der *Brücken-Methode*. Jeder Variante ist jedoch eigen, dass ein Brückenelement den Kontakt zwischen Mensch und Tier herstellt. Einige Beispiele:

- Zweig oder anderer Gegenstand (z. B. Bürste) als Verlängerung des eigenen Arms.
- *Geborgte Hand:*
  Der Klient nimmt die Hand eines anderen Menschen, um das Tier zu streicheln, aber nicht selber berühren zu müssen.
- Leckerli
- Führleine zwischen Mensch und Tier

Wir können darüber hinaus im TGI-Einsatz das Tier selber als Brückenelement sehen: So bietet beispielsweise der Einsatz von Tieren eine Brücke zum Erleben der Natur und zur sozialen Interaktion mit anderen Menschen.

Aktionsradius

Der Aktionsradius der *Brücken-Methode* ist begrenzt und wird durch die Gestaltung des Brückenelements definiert, z. B. kurze Führleine zum Hund oder Longe in der Arbeit mit dem Pferd; Futtereimer zum Schaf oder Leckerli zur Katze.

Nähe und Distanz

Die Distanz zwischen Klient und Tier wird mit Hilfe eines Gegenstandes, bzw. mit Hilfe einer *geborgten Hand* überbrückt. Die Nähe wird durch das Brückenelement hergestellt.

Dynamik

Die Dynamik der *Brücken-Methoden* ist abhängig von dem Brückenelement. So ist bei einem Zweig o. ä. eine schrittweise Annäherung möglich. Bei einer Führleine wird diese durch die Begrenzung eingeschränkt. Beim Geben eines Leckerlis ist ein gezieltes Handeln ohne Verzögerung für das Tier hilfreich.

Sicherheit

Die *Brücken-Methode* sollte sich mit möglichst wenig Einfluss des TGI-Anbieters entwickeln dürfen, bedarf aber sehr viel Erfahrung, um mögliche Gefährdung von Tier wie Mensch rechtzeitig zu erkennen. Werden Gegenstände oder Leckerli als Brücken verwendet, ist der TGI-Anbieter frühzeitig gefordert zu erkennen, ob der Gegenstand ggf. zum Schaden des Tieres eingesetzt wird.

Wirkungsbereich

Die *Brücken-Methode* ist in erster Linie eine Methode, die den Beziehungsaufbau zwischen Klient und Tier mit anderen Methoden ermöglicht und vorbereitet.

82. Welche Inhalte beschreiben die *Präsenz-Methode*?

Die Methode beschreibt die direkte Präsentation des Tieres zur nahen Kontaktaufnahme mit dem Tier.

- Stark begrenzter selbstbestimmter Nähe-/Distanzaufbau
- Starke Einschränkung der Bewegungsfreiheit und der Rückzugsmöglichkeit für Mensch und Tier

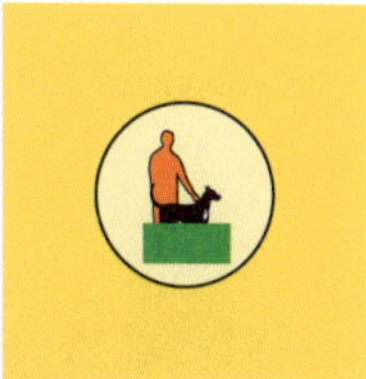

Abb. 48 Die Präsenz-Methode

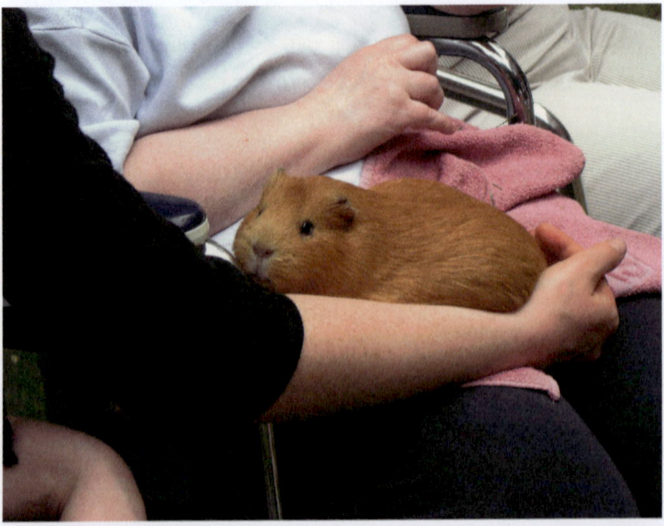

Abb. 49 Die klassische Präsenzmethode, wie sie oft im Rahmen der TGI zu sehen ist. Der TGI-Anbieter präsentiert das Tier auf dem Schoß des Klienten, der so die Möglichkeit erhält, dem Tier im Nahkontakt zu begegnen, mit ihm zu kommunizieren und es zu streicheln. Im Gespräch mit dem TGI-Anbieter erfährt der Klient die Bedürfnisse des Tieres und wie man mit ihm Kontakt aufnehmen kann. Das Tier ist in diesem Setting stark eingeschränkt in seinem selbstbestimmten Handeln, wird daher durch den Anbieter aus dem Setting herausgenommen, sobald das Tier sich zurückziehen möchte.

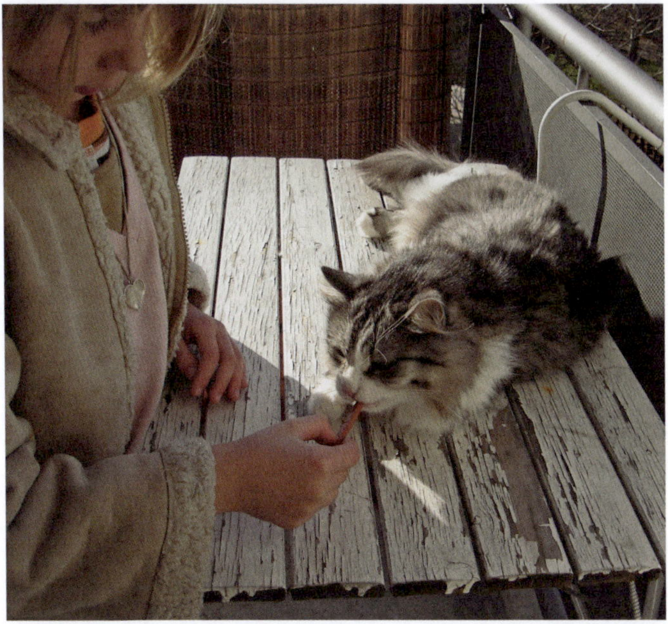

Abb. 50 Für die Katze ist ein Tisch eine angenehme Weise, im Rahmen der Präsenzmethode eingesetzt zu werden. Hier kann der Klient die Katze gut erreichen, ohne diese jedoch festzuhalten. Dieses Kind hat in der Begegnung mit der Katze instinktiv die Brücken-Methode gewählt: In dieser Phase der Begegnung hilft eine Leckerli-Stange eine direkte Berührung zu vermeiden.

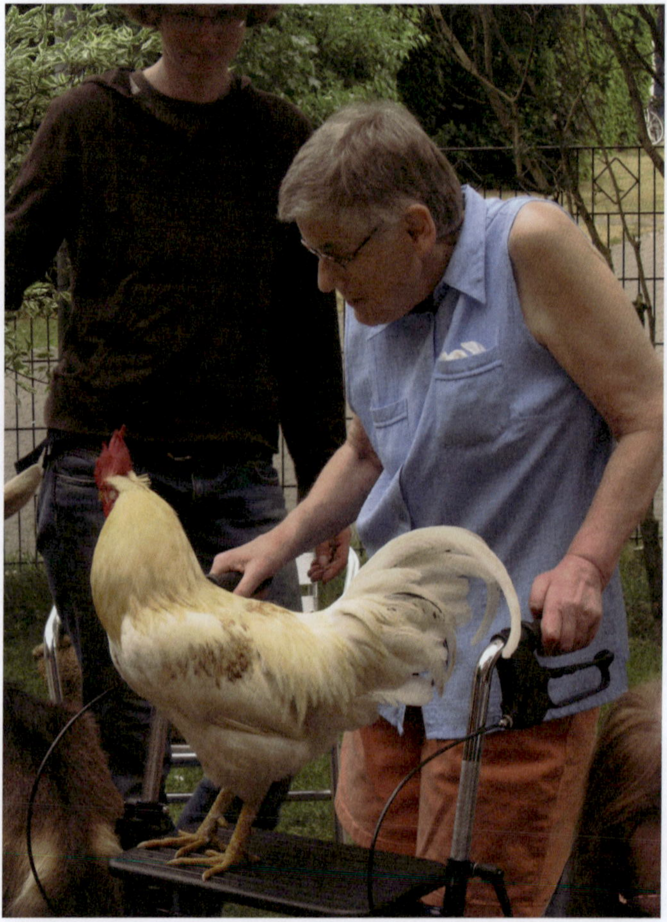

Abb. 51 Dieser Hahn hat auf der Sitzfläche des Rollators seinen Platz gefunden. Von hier hat er einen guten Überblick über das Geschehen und fühlt sich sichtbar wohl, von der Klientin im Gelände spazieren gefahren zu werden. Durch die Präsenzmethode wird das Tier erreichbar, Mensch wie Tier können den anderen im Nahkontakt wahrnehmen und mit ihm kommunizieren.

Einordnung

Die *Präsenz-Methode* ermöglicht dem Klienten den Nahkontakt zum Tier. Die schrittweise Annäherung im Sinne der freien Methode wird durch den TGI-Anbieter vollzogen, indem er vor dem Nahkontakt den Namen und die Persönlichkeit des Tieres, seine Bedürfnisse vorstellt. Erst dann wird das Tier mit dem Klienten bekannt gemacht, wird gefragt, ob der Klient den Nahkontakt mit dem Tier möchte. Optimal ist der begleitete Nahkontakt im Rahmen der Präsenz-Methode, um so das Verhalten des Tieres und seine Kommunikationsmöglichkeiten zu übersetzen, aber auch um beim Klienten den Beziehungsaufbau z. B. im Rahmen der Biographiearbeit zu unterstützen.

Die *Präsenz-Methode* beschreibt die Begegnung zwischen Mensch und Tier auf einem sehr begrenzten Raum. Dieser Raum ist beispielsweise ein Tisch, in der Regel oft die stabilisierten und für die Tiere mit Unterlagen vorbereiteten Oberschenkel des Klienten.

Aktionsradius

Der Aktionsradius der *Präsenz-Methode* ist sehr gering und wird durch die Maße der Unterlage (Tisch, Unterlage auf den Oberschenkeln) sowie ggf. durch aktiv begrenzende Aktionen durch die Hände und Arme des Klienten bzw. TGI-Anbieters definiert. Die Perspektive der Begegnung ist verzerrt, wenn das Tier auf den Oberschenkeln ruht. Eine Begegnung auf Augen-Nasen-Höhe ist nur möglich, wenn das Tier sich auf einer Hochebene (z. B. Tisch) befindet.

Nähe und Distanz

In der *Präsenz-Methode* ist auf Grund des stark begrenzten Raumes ein vorausschauender und behutsamer Umgang mit dem Nähe- und Distanzbedürfnis der Akteure notwendig.

Dynamik

Im Rahmen der *Präsenz-Methode* ist die selbstbestimmte Möglichkeit der Gestaltung und Dynamik der Begegnung sehr stark eingeschränkt. Eine schrittweise Annäherung ist nicht möglich.

Sicherheit

Durch die starke räumliche Einschränkung und die verzerrte Perspektive auf das Tier kann es durch den Klienten zu Fehleinschätzungen bzgl. des Bewegungsraumes des Tieres kommen. Der TGI-Anbieter ist bei dieser Methode besonders gefordert, die Sicherheit des Tieres zu gewährleisten und dem Tier frühzeitig Auszeiten im tierlichen Sozialverbund zu ermöglichen.

Wirkungsbereich

Die *Präsenz-Methode* bietet vor allem die Möglichkeit, das Tier im Nahkontakt mit allen Sinnen wahrzunehmen und die individuellen Eigenschaften des Tieres zu erleben. Diese Methode ermöglicht darüber hinaus auch körperlich stark eingeschränkten Klienten einem anderen Wesen Fürsorge zu geben.

83. Welche Inhalte beschreiben die *Methode der Integration*?

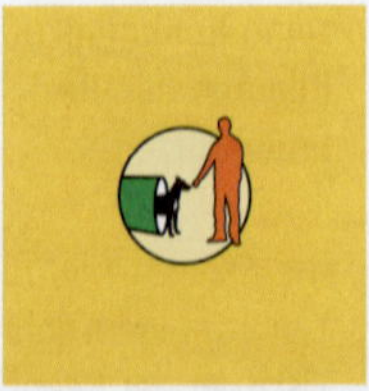

Abb. 52 Die Methode der Integration

Die Methode beschreibt den Einsatz des Tieres als ein sogenanntes *lebendiges Hilfsmittel* im Rahmen eines Konzeptes auf der Basis einer speziellen Fachmethode.

- Stark eingeschränkter bis kein selbstbestimmter Nähe-/Distanzaufbau.
- Keine bzw. sehr stark begrenzte Rückzugsmöglichkeit für Mensch und Tier.

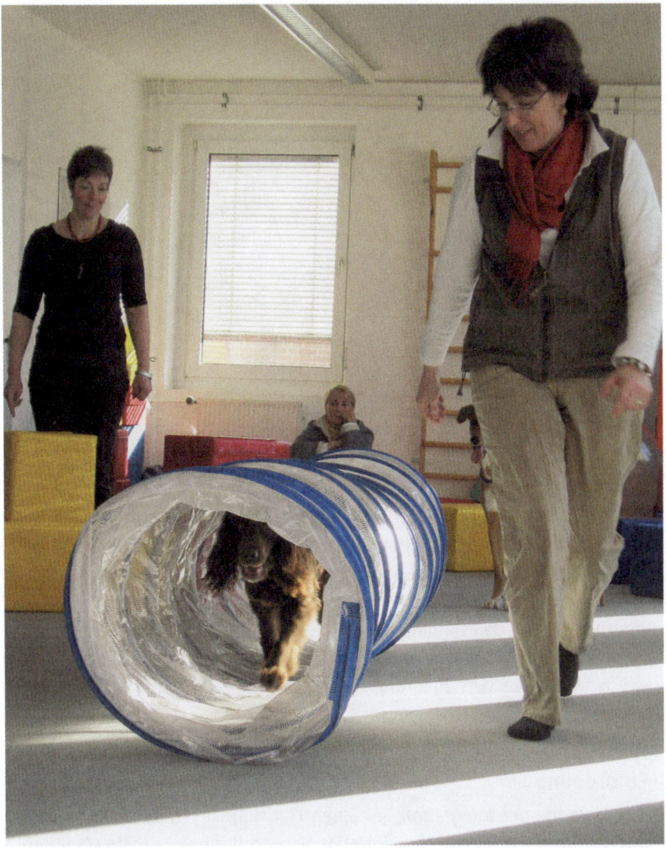

Abb. 53 Teilnehmer einer Weiterbildung erleben selber die *Methode der Integration* in Form eines Agility-Parcours für Mensch und Hund: Förderung der Kommunikation und Führtechniken. (Ort: TGF-Angebot *Tiere helfen*, Niedersachsen)

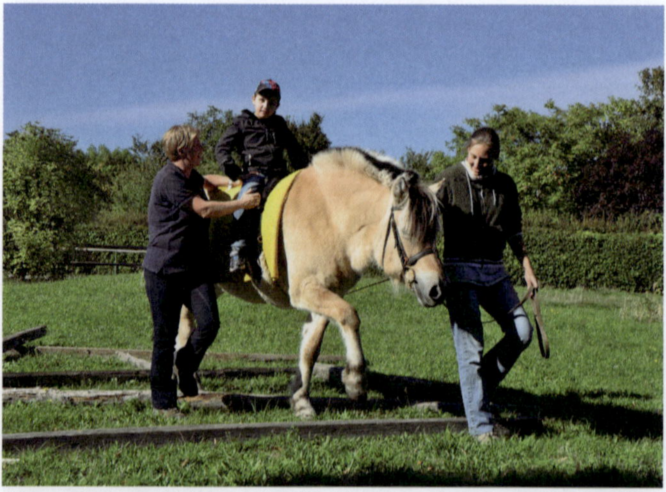

Abb. 54 Die Hippotherapie ermöglicht eine gezielte Förderung im Rahmen von physiotherapeutischen Übungen auf dem Pferd und ist ein Beispiel für die Methode der Integration. Während die Pferdeführerin mit dem Pferd kommuniziert und die Gangart bestimmt, sichert an der Seite des Pferdes die Hippotherapeutin den Patienten. Das Steigen über Cavaletti-Stangen bietet für die Förderung von fortgeschrittenen Patienten Alternativen und vermehrte Bewegungsanreize. (Ort: Reit- und Therapiezentrum Kottingbrunn, Österreich)

Einordnung

Die *Methode der Integration* hat einen klar definierten Rahmen, in dem das Tier und der Klient eher funktional als auf einer selbstbestimmten Beziehungsebene interagieren. Dies bedeutet keine Wertung, vielmehr eine Priorität im Sinne des zu erlangenden Förderziels.

Im Vergleich zu der *Methode der freien Begegnung* wird in dieser Methode offensichtlich, dass der Aktionsradius des Tieres stark eingeschränkt ist und der TGI-Anbieter auf Grund seiner methodischen Intervention den Akteuren bewusst weniger Raum zur freien Gestaltung gibt. Die Tiergestützte Intervention ist bestimmt durch die vorgegebene Arbeitsweise am Tier.

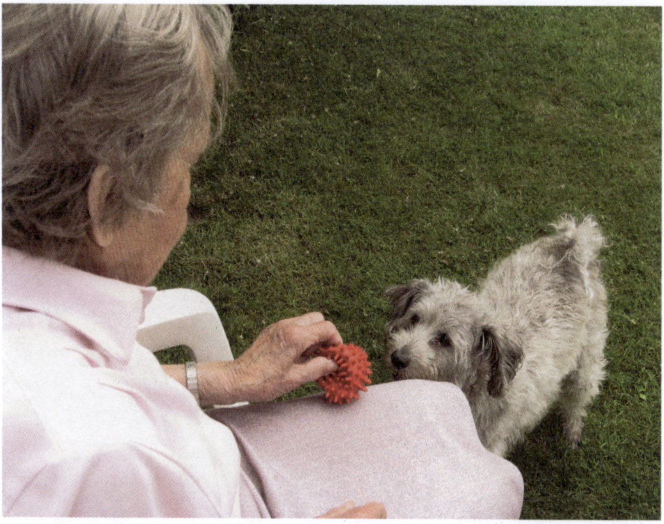

Abb. 55 In der Ergo- und Physiotherapie aber auch in der Logopädie kann das Ballspiel mit einem Hund eine wunderbare Förderung darstellen. Der Hund hat die Aufgabe, das Förderziel durch seine Interaktion zu unterstützen, z. B. Sensibilität der Finger stimulieren, Fertigkeit der Hand üben, nach Schlaganfall Sprachausdruck erneut lernen, soziale Interaktion erhalten. (Ort: TGF Otterstedt, Niedersachsen)

Aktionsradius

Der Aktionsradius der *Methode der Integration* ist sehr begrenzt, hat auf Grund seines stark begrenzten Raumes klar definierte Grenzen der Interaktion. Werden diese, sowie der Beginn und das Ende des TGI-Einsatzes ritualisiert, kann dies gerade auch dem Tier helfen zu erkennen, dass es sich um eine zeitlich begrenzte Aktion handelt.

Nähe und Distanz

In der *Methode der Integration* ist auf Grund des stark begrenzten Raumes ein behutsamer Umgang mit dem Nähe- und Distanzbedürfnis der Akteure notwendig. Mensch und Tier agieren mit definierten Kontakt- und Rückzugsmöglichkeiten. Nähe und Distanz sind in der Regel bestimmt durch die Aufgabenstellung im TGI-Setting.

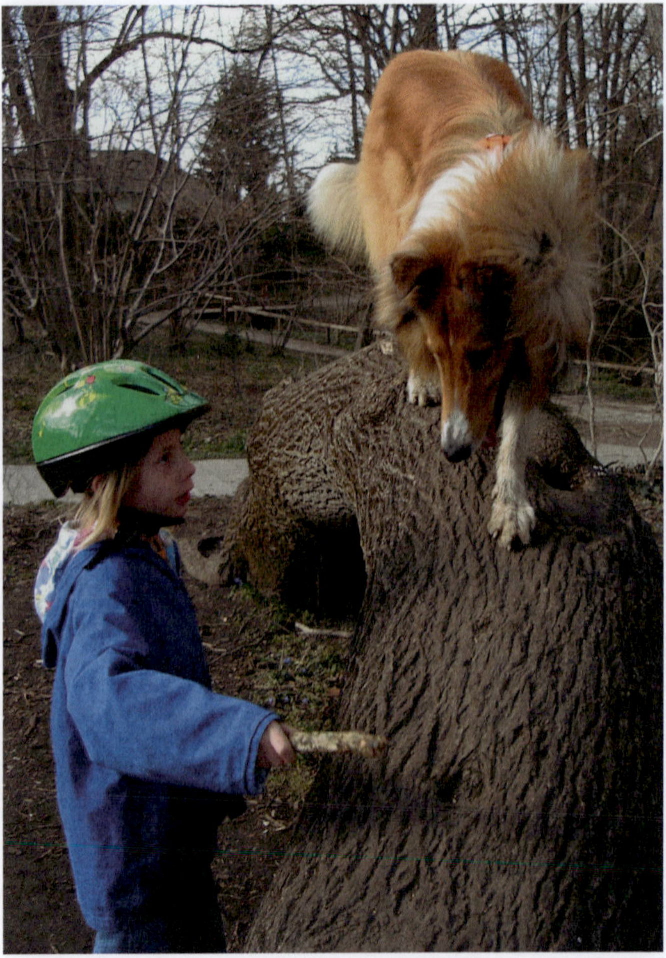

Abb. 56 Im Rahmen eines pädagogischen Angebotes wird durch das Lernen von klarer Kommunikation und Führtechniken gezielt das Selbstwertgefühl von Kindern aufgebaut. Mit Hilfe eines kleinen Aststückes, das als verlängerter Arm genutzt wird, kann das Kind klare Zeichen beim Führen des Hundes geben, der auf diese Weise einen Baumstamm entlang läuft. (Ort: TGF Otterstedt, Bayern)

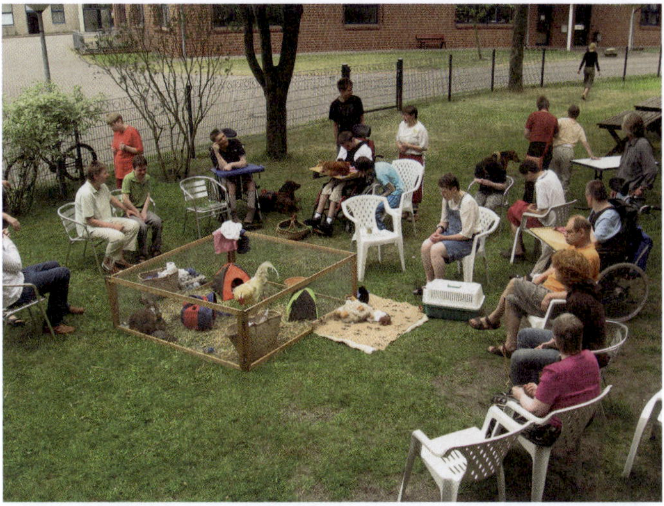

Abb. 57 Kombination von Methoden: In diesem TGI-Setting befindet sich die Klientengruppe in einem umzäunten Gelände (Hort), in dem die Tiere frei herumlaufen können. Innerhalb dieses Geländes wurde ein mobiles Gehege aufgebaut, welches als Rückzugsraum für die Kleintiere und Hühner definiert wurde. Die Hunde, Hühner, Katzen, Ziegen und Schafe suchen selbstständig den Kontakt, bzw. werden mit den Klienten bekannt gemacht, haben aber die Möglichkeit eigenständig Nähe und Distanz sowie den Rückzug zu wählen. Die Kleintiere werden im Rahmen der Präsenz-Methode u. a. auf den Rollstuhltischen eingesetzt. (Ort: TGF-Angebot *Tiere helfen*, Niedersachsen)

Dynamik

In der *Methode der Integration* ist es möglich und wünschenswert die Arbeit mit einer Sequenz der schrittweisen Annäherung in der Begegnung zwischen Tier und Klient zu beginnen und die TGI-Einheit nicht ohne Lob und Abschiedsritual zu beenden. Anderenfalls besteht die Gefahr, dass das Tier als Objekt wahrgenommen wird und diese TGI-Methode emotional ohne beziehungsrelevantes Erlebnis zum Tier bleibt.

Sicherheit

Die Verantwortung des TGI-Anbieters liegt in der *Methode der Integration* sowohl in der aktiven Rolle der methodischen Intervention, als auch beim Tier, welches sich entsprechend der Arbeitsweise verhalten soll und letztlich bei der Unterstützung des Klienten, der sich bemüht die Aufgabe zu erfüllen. Es gilt gegenüber dem Tier und dem Klienten durch klare Kommunikation Missverständnisse und Unfälle zu vermeiden.

Wirkungsbereich

Die *Methode der Integration* bietet Raum für tiergestützte Interventionen mit einem Förderziel, welches nicht alleine durch Beziehungsarbeit erreicht werden kann. So kann das Tier einen hohen Motivationsfaktor darstellen, wenn es beispielsweise um Übungen geht, die Geduld, Ausdauer, Überwindung von Schmerzen etc. erfordern. Aber auch spezielle Fertigkeiten von Tierarten, z. B. 3-Dimensionalität der Gangart Schritt vom Pferd, können den Einsatz der *Methode der Integration* begründen. Die Effekte dieser Methode stehen besonders stark in Zusammenhang mit der fachgerechten Ausführung. Wird das Tier nicht professionell geführt, kann dies beim Tier wie auch beim Klienten zu Irritationen, Demotivation, Frustration, Verweigerung etc. führen.

84. In welcher Methode ist die Gefahr der Überforderung für das Tier besonders hoch?

Die Gefahr der Überforderung des Tieres besteht vor allem in der *Präsenz-Methode*, da hier das Tier besonders wenig Rückzugsmöglichkeiten besitzt und der Kontakt zum Tier nicht selten allein über Streicheln und Füttern, oft auch durch Festhalten des Tieres geschieht. Die *Präsenz-Methode* ist aber eine gute Methode, wenn die Bedürfnisse des Tieres vermittelt werden, der Klient körperlich eingeschränkt ist und der TGI-Anbieter das Wohl des Tieres besonders achtsam verfolgt.

85. Welche Methoden sind für einen Beziehungsaufbau besonders gut geeignet?

Die *Methode der freien Begegnung* und die *Hort-Methode* sind besonders gut geeignet sowohl Tier als auch Klient einen Raum zu bieten in ihrem eigenen Tempo zueinander zu finden. Das Erleben der verschiedenen Phasen der Begegnung und die freie, selbstbestimmte Kontaktaufnahme sind für eine Nachhaltigkeit der Effekte im Sinne der Salutogenese besonders wirkungsvoll.

86. Welche Bedeutung haben die Begriffe *Beobachtung – Begegnung – Beziehung* für die methodische Arbeit der TGI?

Die 3 großen *B*s entsprechen den Phasen der Annäherung und dem Beziehungsaufbau von sozialen menschlichen wie tierlichen Individuen. Eine nachhaltige Wirkung des TGI-Einsatzes entwickelt sich idealerweise aus diesen 3 Phasen (Otterstedt 1993/2011/2013a).

- Über die *Beobachtung* des Gegenübers
- wird *Begegnung* möglich
- und kann letztlich auch zu einer *Beziehung* führen.

„Das häufig wiederholte differenzierte exakte Beobachten mit allen Sinnen schult die ganzheitliche Wahrnehmung und Acht-

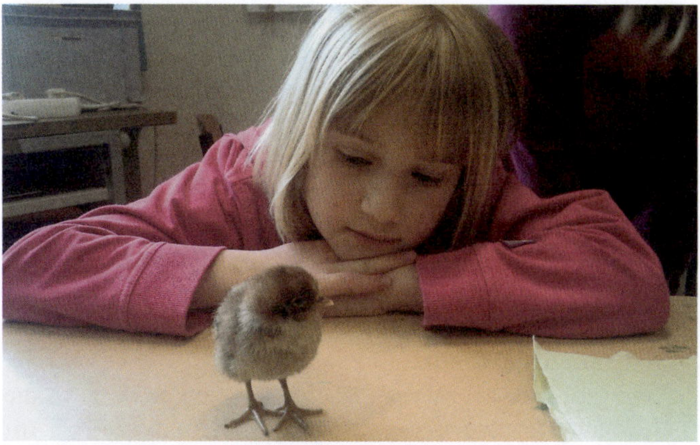

Abb. 58 Beobachtung, Begegnung, Beziehung. Wenn wir die Tiere nicht als Objekt, sondern vielmehr als Persönlichkeit sehen, dann haben wir eine Verantwortung für jene Küken, die im Klassenraum ausgebrütet werden. Dieses Küken lebt in einer Hühnerschar in einer Bremer Grundschule. (Ort: TGP, Grundschule Borgfeld, Bremen)

samkeit, trainiert das objektive Sehen und damit das Erkennen artspezifischer Verhaltensweisen. Die Schulung der genauen Beobachtung bleibt eine lebenslange Herausforderung sonst entgehen uns wesentliche Veränderungen im Art-Verhalten die alle Lebewesen in Flora und Fauna in kleinen oder großen Schritten lebenslang vollziehen. Nur Erkenntnis weckt Verständnis und damit Handlungssicherheit und alle zusammen führen zur erlebten Bedeutsamkeit und Sinnhaftigkeit.“ ■

Ingeborg Andreae de Hair, Sozialpädagogin, AATLA

87. Welches sind die 3 wichtigsten Tipps zur Kommunikation zwischen Mensch und Tier in der TGI?

- **Kommunikation mit dem Tier vermitteln:**
  Kenntnisse über das arttypische und individuelle Ausdrucksverhalten der Tiere (s. a. Otterstedt 2007) sind entscheidend für die professionelle TGI, deren Effektivität dadurch gewährleistet wird, dass das Tier direkt mit dem Klienten kommuniziert und nicht über den TGI-Anbieter.

- **Sensibler Umgang mit Zeichen:**
  Die durch Zeichen (Kommandos) ausgelösten Interaktionen mit dem Klienten sind in Ausnahmesituationen (z. B. Kommunikationseinschränkung des Klienten) möglich. Da aber das Tier sich am Zeichengeber orientiert, wird die Beziehungsebene zwischen Tier und Klient dadurch geschwächt.

- **Motivation zur Kommunikation:**
  Eine gute Mensch-Mensch-Kommunikation stärkt auch die Beziehungsebene zwischen Tier und Klient. Erfahrene TGI-Anbieter können Klienten hervorragend motivieren und laden spielerisch zur Begegnung mit dem Tier ein.

88. Wie sieht die Struktur einer idealen TGI-Einheit aus[17]?

- Begrüßung
- Vorstellung von TGI-Anbieter
- Einzelvorstellung von Tierindividuen
- Beobachtung
- Begegnung (inkl. Begrüßung des Tieres beim Nahkontakt)
- Beziehungsaufbau (Vermitteln der Bedürfnisse des Tieres, Kommunikation Mensch-Tier u. a.)
- Verabschiedung bei der Trennung vom Tier mit einem Dank an den Klienten für die gute Betreuung des Tieres
- Verabschiedung des TGI-Anbieters
- Hoffnung auf ein Wiedersehen

17 Praxisbeispiel einer TGI-Einheit: Ausführlicher Fotobericht zur Tiergestützten Förderung in der Begleitung von Demenz-Betroffenen s. Otterstedt Hrsg. 2013. Aufbau und Struktur von TGI-Angeboten in den Booklets der Methodenreihe, s. www.buendnis-mensch-und-tier.de/shop

12 Ausblick

Appell an die TGI-Praktiker

Die Begegnung mit Tieren kann unter günstigen Bedingungen hervorragende Impulse für die Begleitung von Menschen initiieren. Es ist wünschenswert, wenn TGI-Anbieter sich der Professionalisierung der tiergestützten Arbeit verschreiben und die Entwicklung von Qualität mit eigenem Vorbild unterstützen. Auch wäre es förderlich, wenn sich TGI-Anbieter mit ihrer Erfahrung in Facharbeitskreisen einbringen, sich als Dozenten engagieren und in Kooperation mit wissenschaftlichen Einrichtungen die Entwicklung der TGI unterstützen.

„Der Austausch zwischen Forschung und Praxis ist zentral. Wir müssen vermehrt untersuchen, was wirkt und was nicht und wir müssen diese Ergebnisse dann aber auch wieder verständlich kommunizieren und in der Praxis umsetzen."

Dr. Karin Hediger, Psychotherapeutin, Wissenschaftlerin, IEMT Schweiz

Herausforderung für die TGI-Forschung

Eine Aussage über Effekte der TGI ist derzeit auf Grund fehlender systematischer Forschung und mit herkömmlichen wissenschaftlichen Methoden nur ungenügend darstellbar. Die in der Praxis gut zu beobachtenden Effekte in der professionellen TGI sind meines Erachtens nur wissenschaftlich darstellbar, wenn natur- und geisteswissenschaftliche Methoden kombiniert werden und Untersuchungen auf der Grundlage methodisch qualifizierter TGI-Einsätze basieren.

Herausforderungen & Chancen für die Erforschung der Effekte der TGI:

1. Dem großen Engagement vieler Nachwuchswissenschaftler gegenüber dem Thema TGI steht nicht selten ein Mangel an Fachwissen bzgl. der TGI gegenüber. So ist das Untersuchungsmaterial nicht selten wenig geeignet für wissenschaftliche Analysen, da das TGI-Setting mitunter eben keine qualifiziert methodische Arbeit aufweist bzw. missverständliche Mensch-Tier-Interaktionen als Basis von wissenschaftlichen Untersuchungen verwendet werden. Dies verursacht nicht selten mangelnde Aussagekraft von wissenschaftlichen Arbeiten.
2. Es wird von noch zu wenigen Wissenschaftlern erkannt, dass das zu untersuchende TGI-Material methodische Fehler beinhalten könnte und auf Grund dessen nachweisbare Effekte nicht oder kaum darstellbar sind.
3. Videoaufzeichnung der TGI-Interventionen, welche wissenschaftlich untersucht werden sollen, besitzen nicht selten quantitativ und qualitativ zu wenige aussagekräftige Perspektiven. Dadurch werden wichtige Fragestellungen (z. B. nonverbale Interaktion zwischen den Akteuren, Blickkontakte, Ausdruck von Emotionen bei Mensch und Tier, sensible nonverbale Zeichen des Wohlbefinden/Unwohlseins) vernachlässigt.
4. Bisherige wissenschaftliche Untersuchungsmethoden zeigen sich als ungenügend bzgl. der Komplexität einer Mensch-Tier-Beziehung, v. a. in der Interaktion TGI-Anbieter-Tier-Klient. Eine interdisziplinäre Methodendiskussion wird dringend benötigt.
5. Es fehlt eine kontinuierliche und systematische interdisziplinäre Erforschung der TGI in deutschsprachigen Ländern und ein wissenschaftliches Institut mit einem erfahrenen Wissenschaftler als Leitung, welches sich dieses Themas annimmt.
6. Die Erforschung der TGI sollte vom tiergerechten Einsatz des Tieres ausgehen, da Effekte der TGI insbesondere dann zu erwarten sind, wenn die Tiere artgemäß gehalten, auf die Situation des TGI-Einsatzes gut vorbereitet und tiergerecht eingesetzt werden.

7. Die Effekte der TGI sind meines Erachtens besonders aussagekräftig in Langzeitstudien, die bzgl. der Nachhaltigkeit und Quantität von TGI-Einsätzen möglicherweise überraschende Ergebnisse offenbaren könnten (Otterstedt 2001).
8. Es wäre förderlich, wenn TGI-erfahrene Praktiker sich im Rahmen der Wissenschaft engagieren und in einem Forschungsinstitut einbinden könnten. Es wäre förderlich, wenn in Zukunft Untersuchungsmaterial unter Mithilfe erfahrener TGI-Praktiker entwickelt würde.
9. Das Untersuchungsmaterial (Videoaufzeichnungen) sollte einerseits wissenschaftlicher Analysen dienen, andererseits als Studienmaterial der Weiterbildung von TGI-Fachkräften zur Verfügung gestellt werden.
10. Derzeit noch geringes Interesse von Wissenschaftlern mit TGI-Praktikern in Forschungsarbeiten zusammenzuarbeiten, hemmt die weitere Entwicklung einer qualifizierten Erforschung der TGI. Alternativen für die Zukunft wären z.B. Coaching durch erfahrene TGI-Praktiker und gemeinsame Kolloquien im Rahmen von Forschungsprojekten zu veranstalten.

Trotz vieler Herausforderungen und Hürden zur Professionalisierung der TGI gibt es bereits gute Ansätze, die sich lohnen, weiter verfolgt zu werden. Hilfreich sind auch jene Klienten, die gezielt nach Angeboten mit zertifizierten TGI-Fachkräften fragen. Dies vor allem auch, damit wir weiterhin Beobachtungen von artgemäß gehaltenen Tieren, tiergerechte Begegnungen und Beziehungen zwischen Mensch und Tier im Rahmen der Tiergestützten Intervention erleben dürfen.

Anhang 1

Orte der Information, Qualifizierung und Professionalisierung

Welche Möglichkeiten gibt es für TGI-Anbieter sich fachlichen Rat zu holen?

- Praktikum bei einem erfahrenen TGI-Anbieter
- TGI-Weiterbildung
- Alumni-Gruppen der Weiterbildungskurse
- Weiterbildungsangebot der Stiftung Bündnis Mensch & Tier und des Netzwerks Begegnungshöfe
- TGI-erfahrener Tierarzt
- TGI-Facharbeitsgruppen (z. B. Begleitung von Demenz-Betroffenen, Schulhundweb)

Wo kann man sich als Fachkraft für TGI ausbilden und zertifizieren lassen?

In dem Internetportal www.tiergestuetzte-therapie.de finden sich die Adressen der Weiterbildungsinstitute für TGI in deutschsprachigen Ländern. Die angebotenen Ausbildungs-Curricula sind von sehr unterschiedlicher Qualität. Die Verbände *International Society for Animal-Assisted Therapy* (ISAAT) und *European Society for Animal Assisted Therapy* (ESAAT) engagieren sich für eine Professionalisierung der TGI und die Qualitätssicherung der Weiterbildungsinstitute.

Besonders hilfreich scheint es, dass die Weiterbildungslehrgänge von in der TGI-Praxis wie -Theorie erfahrenen Dozenten geleitet werden. Es ist gleichfalls förderlich, wenn die Dozenten als Referenten und Autoren bereits bekannt sind. Die Weiterbildungskurse sollten idealerweise Grundlagen der Mensch-Tier-Beziehung, Sachkunde zur Tierhaltung, zum Tierverhalten und zum Tiereinsatz, Methoden der TGI-Praxis vermitteln, sowie praktische Übungen mit Tieren und Praktika beinhalten. Konzeptentwicklung für ein TGI-Projekt, eine schriftliche Abschlussarbeit und eine mündliche Prüfung sind für einen zertifizierten Abschluss zur TGI-Fachkraft wünschenswert.

Wo kann man artspezifische Vorbereitungskurse zur Sachkundeprüfung besuchen?

Verbände, Tierärzte und Veterinärämter informieren über artspezifische Sachkunde-Vorbereitungskurse in der Region. Kurse zur artgemäßen Haltung von Tieren und zum tiergerechten Einsatz der Tiere im Rahmen der TGI werden sowohl in Weiterbildungsinstituten und durch Fachverbände, aber auch von einzelnen qualifizierten Fachkräften angeboten: s. a. www.buendnis-mensch-und-tier.de/termine. Es ist wünschenswert, wenn diese Inhalte zukünftig in TGI-Weiterbildungsinstituten Teil des Curriculums werden würden.

Wo kann man eine Sachkundeprüfung ablegen?

Die Sachkundeprüfung wird vor einem Amtstierarzt im Veterinäramt abgelegt. In seltenen Fällen können auch vom Amt extra bestellte Tierärzte eine Prüfung abnehmen. Die Urkunden sind in jedem Fall nur gültig mit einem amtlichen Stempel des jeweiligen Veterinäramtes.

Welche um Qualität bemühten Netzwerke gibt es im Bereich der TGI?

- AELAS-Arbeitsgruppe Tiergestützte Aktivität/Therapie mit Lamas und Alpakas (www.aelas.org)
- Bundesarbeitsgemeinschaft Lernort Bauernhof e. V. (www.bag-lob.de)
- Berufsverband Tiergestützte Therapie, Pädagogik und Fördermaßnahmen e. V. (www.tiergestuetzte.org)
- Dachverband Österreich (www.tgi-dachorganisation.at, www.oedot.org)
- Arche-Siegel: Tiergestützte Begegnungen mit alten und gefährdeten Haustierrassen (www.arche-siegel.de)
- Europäische Dachverband für tiergestützte Therapie (www.esaat.org)

- Interdisziplinärer Wissenschaftskreis Mensch-Tier-Beziehung (www.buendnis-mensch-und-tier.de/wissenschaft)
- International Society for Animal-Assisted Therapy (www.aat-isaat.org)
- Netzwerk Begegnungshöfe (www.begegnungshoefe.de)
- Schulhunde Schweiz (www.schulhunde-schweiz.ch)
- Schulhundweb (www.schulhundweb.de)
- Tiergestützte Intervention am Bauernhof (www.oekl-tgi.at/weiterbildung.html)
- Tierärztliche Vereinigung für Tierschutz (Arbeitskreis 10; www.tierschutz-tvt.de)

Welche Einsteigerliteratur wird von Fachkreisen gerne empfohlen?

Tierartspezifische Booklets aus der „Bunten Reihe" der Stiftung Bündnis Mensch & Tier:
Die Booklets vermitteln u. a. Sachkundeinhalte, Anatomie, Kommunikation und Bedürfnisse der Tiere, Haltung und Umgang mit den Tieren, tiergerechter Einsatz in der TGI (www.buendnis-mensch-und-tier.de)

Haltung und Einsatz von Tieren in der TGI:
TVT-Merkblätter Nr. 131 „Nutzung von Tieren im sozialen Einsatz", Haltungs- und Einsatzbedingungen für Heim- und Nutztiere u. a. im Rahmen der Mensch-Tier-Begegnung, s. www.tierschutz-tvt.de

Überblick zur TGI:
Olbrich, E.; Otterstedt, C. (2003): Menschen brauchen Tiere, Kosmos Verlag.
Otterstedt, C. (2001): Tiere als therapeutische Begleiter, Kosmos Verlag.

Praxis eines TGI-Einsatzes:
Otterstedt, C. (Hrsg.) (2013): Demenz: ein neuer Weg der Aktivierung, Tiergestützte Intervention, Vincentz Verlag, Hannover.

Zielgruppe Demenz-Betroffene:

Hegedusch, E.; Hegedusch, L. (2007): Tiergestützte Therapie bei Demenz, Schlütersche Verlagsgesellschaft, Hannover.
Otterstedt (Hrsg.) (2013) Demenz: ein neuer Weg der Aktivierung, Tiergestützte Intervention, Vincentz Verlag, Hannover.

Zielgruppe Kinder und Jugendliche:

Wiedemann, K.; Erler, J.; Sendke, A. (2010): Tierisch Pädagogisch, Praxishandbuch zur Tiergestützten Pädagogik auf pädagogisch betreuten Spielplätzen, Bund der Jugendfarmen und Aktivspielplätze e. V.

Wo erhalte ich zur Weiterentwicklung der TGI und allgemein zur Mensch-Tier-Beziehung aktuelle Informationen?

- Fachzeitschrift »die tiergestützte« (www.tiergestuetzte.org/zeitschrift.html)
- International Association of Human-Animal Interaction Organizations (IHAIO) (englischsprachig) (www.iahaio.org/new)
- Stiftung Bündnis Mensch & Tier; www.buendnis-mensch-und-tier.de (deutschsprachig)

Anregungen zur Gestaltung von Tiergestützen Angeboten s. www.buendnis-mensch-und-tier.de

- Methoden-Booklets
- Tierartenspezifische Booklets
- Kostenfreie Downloads mit methodischen Anregungen
- Zoom-Veranstaltungen

Anhang 2

Checkliste: Qualitätsvolle Arbeit eines Mensch-Tier-Teams

In dem Buch „Demenz: Ein neuer Weg der Aktivierung – Tiergestützte Intervention“ (Otterstedt 2013) haben die Autoren mit kurzen Texten und vielen Fotostrecken einen hilfreichen Einblick in die Praxis der TGI aufgezeigt und am Beispiel einer Tiergestützten Förderung (Gruppenarbeit) konkret beschrieben, wie ein Einsatz gestaltet werden könnte. Das Buch bietet eine erste Orientierung, wie ein professioneller Einsatz aussehen könnte. Jeder Anbieter gestaltet jedoch – entsprechend seiner eigenen Talente und denen seiner Tiere sowie entsprechend des Förderziels und der Talente der Klientengruppe – den tiergestützten Einsatz individuell.

Die folgende Checkliste ist ein kleiner Leitfaden um überprüfen und erkennen zu können, wie gut der TGI-Anbieter und sein Tier auf den Einsatz vorbereitet sind.

Wie erkenne ich ein gutes Mensch-Tier-Team für den TGI-Einsatz?	✓
Der Tierhalter	
1. Wurden die Tiere speziell in Hinblick auf ihren sozialen Einsatz hin ausgesucht?	
2. Führt der Tierhalter eine Tierbestandsdokumentation? Kennt er seinen genauen Bestand an Tieren?	
3. Haben die Tiere einen persönlichen Namen?	
4. Kennt der Tierhalter den Tagesablauf seiner Tiere?	
5. Kann der Tierhalter einige Persönlichkeitsmerkmale seines Tieres beschreiben (welche Kontakte mag das Tier im sozialen Einsatz, welche mag es nicht)?	

Wie erkenne ich ein gutes Mensch-Tier-Team für den TGI-Einsatz?	✓
6. Kennt der Tierhalter wichtige Ausdrucksweisen seines Tieres (z. B. Anspannung, Angst, Überforderung, Schmerz) und kann diese anderen gegenüber vermitteln?	
7. Hat der Tierhalter die Möglichkeit kranke und ältere Tiere bis zum Tod zu versorgen auch wenn diese keine TGI-Arbeit mehr leisten können? Gibt es eine alternative Einkommensquelle?	
8. Kennt der Tierhalter die artspezifischen Einsatzkriterien für sein Tier?	
9. Hat der Tierhalter (evtl. freiwillig) bereits einen Sachkundekurs besucht?	
10. Hat der Tierhalter eine Weiterbildung zur Tiergestützten Intervention besucht bzw. Fachliteratur gelesen?	
11. Welchen Ausgleich (z. B. Beziehungsarbeit, Spiel, Training) bietet der Tierhalter seinem Tier?	
12. Besitzt der Tierhalter ein ausführliches schriftliches Konzept zu seinem Tiereinsatz (u. a. Methodenbeschreibung)?	
Das Tier	
13. Sieht das Tier gesund, agil und gepflegt aus?	
14. Ist das Tier in einem guten Ernährungszustand aber nicht übergewichtig?	
15. Ist das Tier arttypisch sozialisiert (keine Flaschenaufzucht, Fehlprägung)? Ist das Tier innerartlich aktiv und in seine Sozialgruppe integriert?	
16. Wird das Tier i. S. der artspezifischen TVT-Merkblätter 131 gehalten?	

Wie erkenne ich ein gutes Mensch-Tier-Team für den TGI-Einsatz?	✓
Der Tierkontakt	
17. Kommt das *frei* laufende Tier aus eigener Motivation auf den Tierhalter zu (ohne Anbindung und Futteranreiz)?	
18. Gibt es bei angenehmer Stimmlage eine klare Kommunikation zwischen Tierhalter und Tier?	
19. Ist der Tierhalter konsequent in seinem Handeln?	
20. Zeigt das Tier Interesse an dem fremden Besucher?	
21. Gelingt der Kontaktaufbau zwischen fremden Besuchern und Tier auch ohne Futtergabe?	
22. Ist es dem Tierhalter ein Bedürfnis, dem fremden Besucher zu zeigen, an welchen Stellen das Tier einen Kontakt (z. B. Kraulen, Streicheln) besonders gerne mag?	
23. Ist das Tier beim Kontaktaufbau achtsam, nicht übergriffig, nicht schreckhaft und zeigt keine Stresssymptome?	
24. Reagiert der Tierhalter besonnen auf die Bedürfnisse des Tieres oder nimmt er diese nicht wahr, geht über diese hinweg (z. B. Ruhebedürfnis, Rückzug)?	
25. Zeigt das Tier durch artspezifische Ausdrucksweisen frühzeitig und klar an, wann es Nähe, wann es Distanz möchte, ob ihm Kontakt angenehm/unangenehm ist?	
26. Wurde das Tier auf den sozialen Einsatz schrittweise vorbereitet (z. B. Geräuschentwicklung, mobiler Einsatz an einen fremden Ort, fremde Geruche)?	
27. Gibt es eine klar definierte Begegnungszone für den Tierkontakt? Gibt es frei wählbare Rückzugsbereiche für Tiere und Menschen?	
28. Wird das Tier gelobt? Wird Anfang und Ende der Begegnung mit einem klaren Signal und Ritual (z. B. Gruß, Dank an das Tier) gestaltet?	

Anhang 3

Leitfaden zur Erstellung eines TGI-Konzeptes

Folgende Inhalte sollten in einem TGI-Konzept aufgeführt werden und sind hilfreich für die interne Projektentwicklung und -reflektion. Teile aus dem Konzept können dann auch für die Kommunikation des TGI-Angebotes, für die Werbung und zur externen Präsentation der TGI-Arbeit aus dem Konzept entnommen werden.

Titelblatt

- Konzept zum …
- Name des TGI-Projektes, Ort
- Leitung, Name
- Adresse
- Stand: Monat, Jahr

Inhaltsverzeichnis

(mit Seitenangaben)

4.5. Finanzierung
4.6. Genehmigung durch Aufsichtsbehörden, zertifizierte Qualifikationen
5. Zusammenfassung der Argumente für die Mensch-Tier-Begegnung
6. Literatur
7. Adressen

Erklärung

Hiermit erkläre ich, dass der Tiergestützte Einsatz meiner Tiere auf der Grundlage der im Merkblatt 131 der Tierärztlichen Vereinigung für Tierschutz e. V. beschriebenen Voraussetzungen für *Tiere im sozialen Einsatz* gewährleistet ist. *(Quellenangabe, Datum)*

Ich erkläre, dass meine Arbeit im Rahmen der Tiergestützten Intervention auf der Grundlage der Aussagen des Positionspapiers „Haltung und Einsatz von Tieren im Rahmen der Tiergestützten Intervention" erfolgt. *(Quellenangabe, Datum)*

Ort, Datum
Unterschrift

1 Einleitung

- Was versteht man unter TGI?
- Wie ist ihre Entwicklung?
- Welchen Stellenwert hat das Tier im Rahmen der TGI?
- Welche ethischen Grundlagen des Handelns im Rahmen der TGI gibt es?

2 Zielsetzung

- Auf welcher Grundlage arbeiten Sie im Rahmen der TGI?
- Woran orientieren Sie sich in Ihrer TGI-Arbeit?
- Beschreibung der 4 Fachtermini zur Tiergestützten Intervention (TGT, TGP, TGF, TGA).
- Was bieten Sie auf Grund Ihrer beruflichen Ausbildung und Praxis an?

3 Methodik

3.1 Zielgruppe

- Mit welcher speziellen Zielgruppe arbeiten Sie?
- Werden Sie in verschiedenen Zeitphasen die Zielgruppe vielleicht ausweiten (Phase I, Phase II, Phase III)?

3.2 Tiere

- Auf welcher Grundlage halten Sie Ihre Tiere und setzen sie in der TGI ein?
- Sind es Ihre eigenen Tiere oder sind es externe Tiere, die Sie einsetzen?
- Auf Grund welcher Merkmale wählen Sie die Tierindividuen für die TGI-Arbeit aus?
- Welche Tierindividuen sind bei Ihnen im Einsatz?

Systematische Auflistung für jedes Tierindividuum (möglichst mit Foto):

Name	
Tierart	
Geschlecht	
Geburtsdatum	
Tierärztliche Behandlungen	
Herkunft	
Training	
Einsatzmethode	

3.3 Planung und Durchführung der Mensch-Tier-Begegnung

Welche Begegnungsformen zu den Tieren werden Sie anbieten und welche Tierarten werden dafür eingesetzt?

Begegnungsformen	Eingesetzte Tierarten
Beobachten	
Nonverbale und lautliche Sprache der Tiere	
Spielen rund um das Thema *Tier*	
Nähe- Distanz-Verhalten	
Körperkontakt	
Bei der Versorgung helfen: Misten, Füttern, Striegeln/Pflegen, Stallbau/Nistplätze	
Führtechniken	
Wanderungen	
Weitere Begegnungsformen	

3.4 Zeitliche und räumliche Aspekte der Mensch-Tier-Begegnungsstätte

- In welchem Zeitraum findet das TGI-Angebot statt (nach Terminvereinbarung, Tagesstruktur, Zeitfenster, -dauer, offene Besuchszeiten)?
- Wie lange dauert eine TGI-Einheit?
- Ergänzende und alternative Angebote neben dem Tierkontakt?
- Varianten in Abhängigkeit der Einsatzfähigkeit der Tiere bzw. der Einsatzmethoden.
- Wie sieht die Haltung und Versorgung der Tiere aus?

Begegnungszonen, Rückzugs- und Aktivitätsräume für Mensch und Tier.

- Beschreibung der Begegnungsräume, wo die Mensch-Tier-Begegnung stattfindet:
  - Bereiche auf der Wiese, im Stall
  - Platz etc. mit Beobachtungsbereich für Menschen
  - Rückzugsbereich für die Tiere
- Eine witterungsunabhängige Erweiterung der Tierkontakte setzt zusätzliche Räumlichkeiten in der Begegnungsstätte voraus.
- Beschreibung des Innen-Begegnungsraumes (falls vorhanden, geplant):
  - Tische, Stühle
  - WC/Wasser
  - Beobachtungsradius
  - Rückzugsmöglichkeiten für die Tiere
  - Heizung/Frischluft
  - griffiger Bodenbelag

Begegnungsräume	Beobachtungsraum	Kontaktraum	Rückzugsraum
Katzen	Wohnzimmer Besucherzimmer Terrasse Garten Wiesen	Wohnzimmer Besucherzimmer Terrasse Garten Wiesen	Katzenraum
Hühner	Hühnergehege Garten	Hühnergehege (zeitweise) Garten	Hühnerstall Hühnergehege
Wildvögel	Futtersäulen Wasserbecken		Nistkästen

Begegnungsräume	Beobachtungsraum	Kontaktraum	Rückzugsraum
Eichhörnchen	Futterhäuschen		
Schmetterlinge	Blumenbeete Futterstation	Blumenbeete	
Insekten	Insektenhotel		Insektenhotel

4 Wesentliche Voraussetzungen

4.1 Hygiene

Hygieneplan:

- Mögliche Risiken für Anthropozoonosen (Infektionskrankheiten, die vom Menschen auf das Tier übertragen werden, z. B. Tuberkulose, Brucellose)
- Rechtsgrundlagen
- Reinigung und Desinfektion
- Räumliche Zugangsbeschränkungen für Tiere
- Notwendige Maßnahmen zur Minimierung von gesundheitlichen Risiken für Mensch und Tier,
- Maßnahmen zur Vermeidung von Unfällen.

Orientierung für das Handeln im Sinne der fachlich richtigen Hygiene geben die artspezifischen TVT-Merkblätter 131 sowie die Literatur von Weber/Schwarzkopf (2003).

4.2 Tierschutz

Verhaltensregeln zur Unfallvermeidung:

- Haltung, Pflege und Ernährung
- Vermeidung von Verhaltensstörungen
- Regelmäßige tierärztliche Betreuung
- Überwachung der Mensch-Tier-Kontakte

4.3 Mitarbeiter

- Welcher Mitarbeiter ist für Haltung, Pflege, Training und den Einsatz der Tiere verantwortlich (Name, Telefonnummer)?
- Welche Mitarbeiter wurden zusätzlich qualifiziert und übernehmen die Verantwortung bei Urlaub oder Krankheit? (Name, Telefonnummer)?
- Wird im Team die Arbeit mit den Tieren regelmäßig protokolliert und das Konzept diskutiert sowie aktualisiert?
- Erhält das Team regelmäßig fachliche Fortbildungen?
- Welcher Fachberater steht dem Team zur Seite (Name, Telefonnummer, URL)

4.4 Versicherung

- Welche Versicherungen bestehen (Tierhaftpflicht-, Betriebshaftpflichtversicherung)?
- Welche Verhaltensregeln bestehen, damit die Versicherung im Notfall auch greift?
- Gibt es Formulare mit Einverständniserklärungen der Klienten vor dem TGI-Einsatz
  - Hinweis auf Allergien, keine auf das Tier übertragbare Erkrankungen
  - Eindeutige Ausschlusskriterien für den Kontakt mit Tieren sind z. B.
    - offene Hautdefekte,
    - Tracheostoma,
    - Besiedelung mit multiresistenten Keimen (MRSA),
    - Infektionen mit Streptokokken der Gruppe A, *Staphylococcus aureus*, Salmonellen, Shigellen, Dermatomykoseerregern, Trichophyton und ansteckenden Viren, Hepatitis,
    - Fieber ungeklärter Ursache,
    - Zustand nach Organtransplantation,
    - Tierhaarallergien.
- Liegen Formulare zur Sicherung der Bildrechte vor?

Formular zur Sicherung der Bildrechte

Einverständniserklärung (für Einzelpersonen)

Vor-, Nachname, Straße, Hausnr., PLZ, Ort,

Tel., E-Mailadresse,

Aufnahmedatum,

Name des Fotografen, Fotothema.

Hiermit erkläre ich mein Einverständnis zur Verwendung der von mir (meinem Betreuten) aufgenommenen Fotos durch den Fotografen.

Mein Einverständnis gilt für die Nutzung aller entstandenen Bilder in gedruckten und elektronischen Medien (z. B. Fotoausstellung, Zeitschriften, Internet) zeitlich unbeschränkt und weltweit.

Ort, Datum, Unterschrift

Bei Bedarf: Unterschrift der Eltern/bzw. des Betreuers, Name/Kontaktdaten der Betreuer:

Formular zur Sicherung der Bildrechte

Einverständniserklärung (für Gruppen)

Name des Fotografen, Fotothema

Hiermit erkläre ich mein Einverständnis zur Verwendung der von mir (meinem Kind/Betreuten) aufgenommenen Fotos durch den Fotografen. Mein Einverständnis gilt für die Nutzung aller entstandenen Bilder in gedruckten und elektronischen Medien (z. B. Fotoausstellung, Zeitschriften, Internet) zeitlich unbeschränkt und weltweit.

Ort, Datum

Name des Kindes/ des Betreuten	Name der Eltern/ des Betreuers	Unterschrift

4.5 Finanzierung

- Woran orientieren sich Kostenberechnungen der Tierhaltung (z.B. an den tierartspezifischen Kostenplänen der Stiftung Bündnis Mensch & Tier)?
- Wie finanzieren Sie sich (z.B. Betrieb, Verein, staatliche Zuschüsse)?

4.6 Genehmigung durch Aufsichtsbehörden, zertifizierte Qualifikationen

- Ist die Haltung der Tiere auf der Basis des aktuellen Tierschutzgesetzes von Seiten des Veterinäramts genehmigt worden (betr. Nutztiere)?
- Sind darüber hinaus weitere Qualifikationen erworben worden?
- Auflistung mit Namen der betroffenen Mitarbeiter z.B. Sachkundenachweise, Tier-Trainingsqualifikationen, fachbezogene Weiterbildungen, Gehorsamsprüfungen der Mensch-Tier-Teams etc.

5 Zusammenfassung der Argumente für einen wirkungsvollen TGI-Einsatz

Welche nachhaltigen Effekte der Mensch-Tier-Beziehung können auf verschiedenen Ebenen unter bestimmten Voraussetzungen möglicherweise eintreten?
Nähere projekt- und zielgruppenspezifische Erläuterungen zu folgenden Punkten sollten ergänzt werden, soweit sie realistisch zu erwarten sind:

- Förderung der physischen Talente
- Förderung der psychischen Talente
- Förderung der mentalen Talente
- Förderung der sozialen und kommunikativen Talente

In der Zusammenfassung der Argumente sollten zusätzlich folgende Punkte berücksichtigt werden:

- Zielgruppenwahl und schrittweise Erweiterung der Zielgruppe
- Kosten (z.B. Mitarbeiter, Tierhaltung, Räumlichkeiten)
- Wahl der Tierarten

- Wahl der tiergestützten Methoden
- Abwägung zusätzlicher Aufwand, Probleme und Nutzen für die Institution (z. B. Tierschutz, PR)

6 Literatur

Welche Literatur zur TGI und zielgruppenspezifische Literatur empfehlen Sie bzw. haben Sie als Quelle genutzt?

7 Adressen

Benennen Sie Institutionen, Ansprechpartner, Funktion, Telefon, Fax, E-Mail, Postanschrift, mit denen Sie zusammenarbeiten:
- Tierärzte: regionaler Tierarzt, Tierarzt mit TGI-Erfahrung, Klinik, Notfallbereitschaften
- Ansprechpartner bei der Feuerwehr
- Ansprechpartner im Veterinäramt
- Ansprechpartner im Gesundheitsamt
- Ansprechpartner in den kommunalen Behörden
- Fachberater
- Kontakte zu Facharbeitsgruppen, Fachkollegen
- Ansprechpartner bei den Versicherungen
- Hilfreiche Internetportale
- TGI-Verbände: Berufsverband, Vereine, Netzwerkes

Information zur Person des Leiters des TGI-Projektes (Autor des Konzeptes)

- Aktuelles Foto
- Name (akad. Grad), Geburtsdatum
- Kontaktdaten
- Homepage
- Berufliche Aus- und Weiterbildung
- Aktueller Tätigkeitsbereich
- Themenbezogene Qualifikation
- Methodischer Schwerpunkt
- Publikationen
- Medienberichte

Literatur

Antonovsky, A. (1997): Salutogenese. Zur Entmystifizierung der Gesundheit, dgvt-Verlag, Tübingen.

Beetz, A. (2009): Psychologie und Physiologie der Bindung zwischen Mensch und Tier, in: C. Otterstedt/M. Rosenberger (Hg.), Gefährten – Konkurrenten – Verwandte, Vandenhoeck & Ruprecht, Göttingen, S. 133–152.

Beetz, A. (2013):Hunde im Schulalltag: Grundlagen und Praxis, Reinhardt Verlag, München.

Böttger, S. (2009): Die Mensch-Tier-Beziehung aus neuropsychologischer Perspektive – am Beispiel der tiergestützten Therapie, in: Otterstedt, C.; Rosenberger, M. (Hrsg.): Gefährten – Konkurrenten – Verwandte, Die Mensch-Tier-Beziehung im wissenschaftlichen Diskurs, Göttingen, Vandenhoeck & Ruprecht, Göttingen, S. 78–103.

Böttger, S.; Haberl, R.; Prosiegel, M.; u. a. (2010): Differences in cerebral activation during perception of optokinetic computer stimuli and video clips of living animals: An fMRI study, in: Brain Research 1354, S. 132–139 (s. a. https://buendnis-mensch-und-tier.de/fileadmin/user_upload/buendnis/bibliothek/texte/Boettger_cerebral_activation_Brainresearch_1354-2010_132-139.pdf, 20.3.2016).

Buber, M. (1984): Das dialogische Prinzip, Lambert-Schneider, Darmstadt.

Claus, A. (2003): Tierbesuch und Tierhaltung als Therapiehilfe im Krankenhaus, in: Olbrich, E.; Otterstedt, C. (Hrsg.): Menschen brauchen Tiere, Grundlagen und Praxis der tiergestützten Pädagogik und Therapie, Kosmos, Stuttgart, S. 199–214.

Frick Tanner, E.; Tanner-Frick, R. (2016): Praxis der tiergestützten Psychotherapie, Huber Verlag, Bern.

Godau, M. (2011): Kaninchen, Hund & Co. In der Kita, Verlag an der Ruhr, Mühlheim an der Ruhr.

Greiffenhagen, S.; Buck-Werner, O. (2007): Tiere als Therapie, Neue Wege in Erziehung und Heilung, Kynos Verlag, Nerdlen/Daun.

Hegedusch, E.; Hegedusch, L. (2007): Tiergestützte Therapie bei Demenz, Schlütersche Verlagsgesellschaft, Hannover.

Julius H.; Beetz, A.; Kotrschal, K.; Turner, D. C.; Unväs-Moberg, K. (2014): Bindung zu Tieren, Psychologische und neurobiologische Grundlagen tiergestützter Interventionen, Hogrefe Verlag, Göttingen.

Junkers, A. (2013):Tiergestützte Therapie, Der Hund als Co-Therapeut in der Ergotherapie, Schulz-Kirchner Verlag, Idstein.

Kellert, S.R. (1993): The biological basis for human values of nature, in: Kellert, S. R.; Wilson, E.O. (Hrsg.) The biophilia hypothesis, Island Press, Washington D.C., S.42–69.

Klare, K. l-J. (2003): Heimtiere als begleitende Hilfen bei der aktivierenden und fördernden Pflege alter Menschen, in: Olbrich, E.; Otterstedt, C. (Hrsg.): Menschen brauchen Tiere, Grundlagen und Praxis der tiergestützten Pädagogik und Therapie, Kosmos, Stuttgart, S.318–324.

Kotrschal, K. (2009): Die evolutionäre Theorie der Mensch-Tier-Beziehung, in: Otterstedt, C.; Rosenberger, M. (Hrsg.): Gefährten – Konkurrenten – Verwandte, Die Mensch-Tier-Beziehung im wissenschaftlichen Diskurs, Göttingen, Vandenhoeck & Ruprecht, Göttingen, S.55–77.

Kotrschal, K. (2012): Argumente für einen wissens- und empathiegestützten Tierschutz: Biologie, Soziales und Kognition, in: Grimm, H., Otterstedt, C. (Hrsg.): Das Tier an sich? – Disziplinen übergreifender Perspektiven für neue Wege im wissenschaftsbasierten Tierschutz, Vandenhoeck & Ruprecht, Göttingen, S.135–171.

Olbrich, E.; Otterstedt, C. (Hrsg.) (2003): Menschen brauchen Tiere, Grundlagen und Praxis der tiergestützten Pädagogik und Therapie, Kosmos, Stuttgart.

Otterstedt, C. (2001): Tiere als therapeutische Begleiter, Gesundheit und Lebensfreude durch Tiere – eine praktische Anleitung, Kosmos, Stuttgart.

Otterstedt, C. (2003a): Der heilende Prozess n der Interaktion zwischen Mensch und Tier, in: Olbrich, E.; Otterstedt, C. (Hrsg.): Menschen brauchen Tiere, Grundlagen und Praxis der tiergestützten Pädagogik und Therapie, Kosmos, Stuttgart, S.58–67.

Otterstedt, C. (2003b): Zum Einsatz von Tieren in Kliniken, in: Olbrich, E.; Otterstedt, C. (Hrsg.): Menschen brauchen Tiere, Grundlagen und Praxis der tiergestützten Pädagogik und Therapie, Kosmos, Stuttgart, S.227–252.

Otterstedt, C. (2005): Tiere als Helfer in der (Kranken-, Sterbe-, Trauer-) Begleitung, in: Burgheim, W. (Hrsg.): Im Dialog mit Sterbenden, Forum Verlag, Merching, S.179–196.

Otterstedt, C. (2007): Mensch & Tier im Dialog, Kommunikation und artgerechter Umgang mit Heim- und Nutztieren, Kosmos, Stuttgart.

Otterstedt, C.; Rosenberger, M. (Hrsg.) (2009): Gefährten – Konkurrenten – Verwandte, Die Mensch-Tier-Beziehung im wissenschaftlichen Diskurs, Vandenhoeck & Ruprecht-Verlag, Göttingen.

Otterstedt, C. (2011): Mensch und Tier – Von der Begegnung zur Beziehung, in: Erhard, M.; Sambraus, H.H. (Hrsg.): Tagungsband zur 12. Fachtagung zu Fragen von Verhaltenskunde, Tierhaltung und Tierschutz „Ethologie und Tierhaltung", Gießen, S. 3–16.

Otterstedt, C.; Schade, M. (2011): Tiergestützte Pädagogik mit Nutztieren am außerschulischen Lernort Bauernhof, in: Strunz, I. (Hrsg.): Praxisfelder der Tiergestützten Pädagogik, Baltmannsweiler: Schneider Verlag Hohengehren.

Otterstedt, C. (2012a): Bedeutung des Tieres für unsere Gesellschaft, in: APuZ, Aus Politik und Zeitgeschehen, 62. Jahrgang 8–9/2012; 20. Februar 2012, S. 14–19.

Otterstedt, C. (2012b): Das Netzwerk Begegnungshöfe – Ort der nachhaltigen Sozialen Arbeit, in: Rose, L.; Buchner-Fuhs, J. (Hrsg.): Tierische Sozialarbeit, Ein Lesebuch für die Profession zum Leben und Arbeiten mit Tieren, VS-Verlag für Sozialwissenschaft, Wiesbaden.

Otterstedt, C. (2012c): Dem Tier in der Tiergestützten Intervention gerecht werden, in: Grimm, H.; Otterstedt, C. (Hrsg.): Das Tier an sich? – Disziplinen übergreifender Perspektiven für neue Wege im wissenschaftsbasierten Tierschutz, Vandenhoeck & Ruprecht, Göttingen, S. 260–275.

Otterstedt, C.; Roloff, V. (2013): Begegnungshöfe: Beziehung als Lerninhalt, in: Haubenhofer, D.; Strunz, I. (Hrsg.): Raus auf's Land, Lernen und lehren auf landwirtschaftlichen Betrieben, Schneider Verlag, Hohengehren, S. 259–287.

Otterstedt, C. (2013a): Trends in der Mensch-Tier-Beziehung im sozialen Einsatz, in: Amtstierärztlicher Dienst und Lebensmittelkontrolle 1/2013 (www.buendnis-mensch-und-tier.de, s. Bibliothek).

Otterstedt, C. (Hrsg.) (2013b): Demenz: ein neuer Weg der Aktivierung, Tiergestützte Intervention, Vincentz Verlag, Hannover.

Otterstedt, C. (2015a): Tiergestützte Pädagogik, in: Pousset, R. (Hrsg.): Handbuch für Erzieherinnen und Erzieher, Beltz Verlag, Weinheim, S. 443–445.

Otterstedt, C. (2015b): Tiergestützte Intervention, in: Ferrari, A.; Petrus, K. (Hrsg.): Lexikon der Mensch-Tier-Beziehungen, Reihe: Human-Animal Studies, transcript Verlag, Bielefeld, S. 343–346.

Otterstedt, C. (2016a): Vom Tier über die Beziehung zur Behandlung – Der Einsatz von Tieren im therapeutischen Kontext, in: Fehlmann, M.; Michel, M., Niederhauser, R. (Hrsg.) (2016): Tierisch! Das Tier und die Wissenschaft. Ein Streifzug, Zürich, S. 117–126.

Otterstedt, C. (2016b): Kleine Tierethik, Vom achtsamen Umgang mit unseren Mitgeschöpfen, Bonifatius Verlag, Paderborn.

Otterstedt, C. (Hrsg.) (seit 2016): Schriftenreihe zur Mensch-Tier-Beziehung, www.buendnis-mensch-und-tier.de

Otterstedt, C. (2022): One Health und One Welfare – Themenbeispiele aus der Praxis der Begegnungshöfe, in: Zeitschrift für Ganzheitliche Tiermedizin 2022; 36: 101–107, Thieme Verlag, Stuttgart.

Prothmann, A. (2009): »Tiergestützte Intervention in der Humanmedizin«, in: Otterstedt, C.; Rosenberger, M. (Hrsg.), Gefährten – Konkurrenten – Verwandte, Göttingen, S. 188–208.

Rose, L.; Buchner-Fuhs, J. (Hrsg.) (2012): Tierische Sozialarbeit, Ein Lesebuch für die Profession zum Leben und Arbeiten mit Tieren, VS-Verlag für Sozialwissenschaft, Wiesbaden.

Scheidhacker, M.: Psychotherapeutisches Reiten in der Psychosomatischen Therapie, in: Olbrich, E.; Otterstedt, C. (Hrsg.): Menschen brauchen Tiere, Grundlagen und Praxis der tiergestützten Pädagogik und Therapie, Kosmos, Stuttgart, S. 173–183.

Schwarzkopf, A. (2003): Hygiene: Voraussetzung für Therapie mit Tieren, in: Olbrich, E.; Otterstedt, C. (Hrsg.): Menschen brauchen Tiere, Grundlagen und Praxis der tiergestützten Pädagogik und Therapie, Kosmos, Stuttgart 2003, S. 106–114.

Schwarzkopf, A. (2015): Tiere in Einrichtungen des Gesundheitsdienst und der Pädagogik, Support-Verlag Institut Schwarzkopf.

Stiftung Bündnis Mensch & Tier: Kostenpläne zur artspezifischen Tierhaltung, s. https://buendnis-mensch-und-tier.de/?id=119 (14.03.2016).

TVT-Merkblatt Nr. 131 „Nutzung von Tieren im sozialen Einsatz", Haltungs- und Einsatzbedingungen für Heim- und Nutztiere u. a. im Rahmen der Mensch-Tier-Begegnung, s. www.tierschutz-tvt.de.

Vernooij, M. A.; Schneider, S. (2008): Handbuch der Tiergestützten Interventionen, Wiebelsheim.

Waiblinger, S.; Otterstedt, C. (Hrsg.) (2012): Positionspapier Haltung und Einsatz zur Tiergestützten Intervention, Stiftung Bündnis Mensch & Tier, München.

Weber, A.; Schwarzkopf, A. (2003): Heimtierhaltung – Chancen und Risiken für die Gesundheit, Gesundheitsberichterstattung des Bundes, Heft 19, Robert-Koch-Institut, Berlin. http://edoc.rki.de/documents/rki_fv/reUzuR53Jx9JI/PDF/25uDLpnVUj7Y_53.pdf (20.3.2016).

Wiedemann, K.; Erler, J.; Sendke, A. (2010): Tierisch Pädagogisch, Praxishandbuch zur Tiergestützten Pädagogik auf pädagogisch betreuten Spielplätzen, Bund der Jugendfarmen und Aktivspielplätze e. V.

Wilson, E. (1984): Biophilia: The Human Bond with Other Species. Harvard University Press, Cambridge.

Wohlfarth, R.; Olbrich, E. (2014): Qualitätsentwicklung und Qualitätssicherung in der Praxis tiergestützter Interventionen, Leitfaden, ESAAT und ISAAT, Wien/Zürich, kostenfreier Download: http://www.esaat.org/fileadmin/medien/downloads/Broschuere_zur_Qualit%C3%A4ts-sicherung_und_Qualit%C3%A4tsentwicklung.pdf (14.03.2016).

Zieger, A. (2003): Erfahrungen mit Tieren in der Betreuung von schwersthirngeschädigten Menschen im Koma und Wachkoma und ihren Angehörigen, in: Olbrich, E.; Otterstedt, C. (Hrsg.): Menschen brauchen Tiere, Grundlagen und Praxis der tiergestützten Pädagogik und Therapie, Kosmos, Stuttgart, S. 214–227.

Kontakte zu den Experten

Lydia Agsten/Schulhundweb/wwww.schulhundweb.de

Ingeborg Andreae de Hair/Animal Assisted Therapy with Llamas and Alpacas/www.aatla.de

Dr. Stefanie Böttger/Krankenhaus Harlaching/www.klinikum-muenchen.de

Inga Christiansen/Stadtteilfarm Huchting/www.stadtteilfarm.de

Bibi Degn/www.tiereakademie.de/www.aniam.de

Cornelia Drees/Tiergestützte Förderung *Tiere helfen*/TGI Facharbeitskreis/www.tiere-helfen.eu

Dr. Michael Drees/TVT-Arbeitskreis 10 *Nutzung von Tieren im sozialen Einsatz*/www.tierschutz-tvt.de

Inis Elsen-Wübbels/Institut für tiergestützte Förderung/www.tiergestuetzte-foerderung.de

Dr. Dorit Feddersen-Petersen/www.uni-kiel.de/zoologie/gorb/team.html

Bettina Freimut/Institut *Tiere im Einsatz*/www.tiere-im-einsatz.de

Dr. Elisabeth B. Frick Tanner u. Dr. med. Robert A. Tanner- Frick/www.tiergestuetzte-psychotherapie.ch

Dr. Eva Fuchswans, Direktorin des Geriatriezentrum Am Wienerwald/www.oeakti.at

Emily und Martin Ganz/Häuslemaierhof/www.haeuslemaierhof.de

Anne Gelhardt/Universität Köln/www.tiere-wirken.de

Dr. Lisa Maria Glenk/www.hundesicherheitstraining.at

Karin Grygier und Sr. Deborah Schneider/*Lamahausen*/www.lamas-helfen-menschen.com

Dr. Ilona Gunsser/Llama & Alpaca Registries Europe/www.lareu.org /www.aelas.org/

Edeltraud Harms/TGI-Fachkraft/vickanka.bplaced.net

Dr. Karin Hediger/Institut für Interdisziplinäre Erforschung der Mensch-Tier-Beziehung Schweiz/www.iemt.ch

Kristina Heilmann/Tiergestützte Förderung/www.hollerhof-team.de

Ina Kirchhoff /*Menschen brauchen Tiere*/menschenbrauchentiere.de

Prof. Dr. Kurt Kotrschal/Verhaltensbiologe Universität Wien/mensch-tier-beziehung.univie.ac.at

Hans-Jörg Lange/Bund der Jugendfarmen und Aktivspielplätze e. V./www.bdja.org

Dr. Regina Loupal/Abteilung Tierschutz im österreichischen Bundesministerium für Gesundheit/www.mandalagut.at

Dr. Juliane Marliani/*Tomtes Hof*/www.tomtes-hof.de

Elisabeth Nieskens/*Lama-Bergland*/www.maerchenerzaehlerin.eu

Prof. Dr. Hilarion G. Petzold/Europäischen Akademie für biopsychosoziale Gesundheit/www.eag-fpi.com

Ute Radermacher/TVT-Arbeitskreis 10 Nutzung von Tieren im sozialen Einsatz/www.tierschutz-tvt.de

Brigitte Ringer/Österreichische Dachorganisation für Tiergestützte Interventionen/www.tgi-dachorganisation.at/www.oedot.org/https://www.bmlfuw.gv.at/

Dr. Viktoria Roloff/TVT-Arbeitskreis 10 *Nutzung von Tieren im sozialen Einsatz*/www.tierschutz-tvt.de/Fachberaterin/www.buendnis-mensch-und-tier.de

Barbara Schaerer/Fachstelle Leben mit Tieren im Heim /TGI Facharbeitskreis/www.tiere-im-heim.ch

Brigitte Schneider/TGI Facharbeitskreis/www.buendnis-mensch-und-tier.de

Dr. Andreas Schwarzkopf/www.institutschwarzkopf.de

Berufsverband Tiergestützte Therapie, Pädagogik und Fördermaßnahmen/www.tiergestuetzte.org/ http://www.tierkontakt-online.de

Sandra Thyke/TGI-Fachkraft/www.heilsamer-dialog.de

PD Dr. Dennis Turner/Institut für angewandte Ethologie und Tierpsychologie/www.turner-iet.ch

Daan Vermeulen/Tiergestützte Intervention/TGI Facharbeitskreis/www.vermeulen-therapie.de

Lexa Voss/Begegnungshof In der Espe/www.pferden-natuerlich-begegnen.de

Sach- und Personenverzeichnis

Abbildungsquellen

Ina Celmer: Titelabbildung, 15, 22, 30

Friederike Dasbach: 4, 39, 58

Familie Ganz: 2

Ina Kirchhoff: 1, 37

Werner Krüper: 20

Dr. Claudia Laurien-Kehnen: 5

Gabriele Orac: 54

Dr. Carola Otterstedt: 6, 7, 8, 9, 10, 12, 13, 14, 16, 17, 18, 19, 21, 23, 24, 25, 26, 27, 29, 31, 32, 33, 34, 35, 36, 38, 40, 41, 42, 43, 44, 45, 46, 47, 48, 49, 50, 51, 52, 53, 55, 56, 57, Autorenfoto

Peter Schaerer: 28

Sandra Thyke: 3, 11